Familienstellen mit Symbolen

Roswitha Stark

Familienstellen mit Symbolen

Optimale systemische Lösungen auf dem Papier entwickeln

Mit hilfreichen Checklisten und harmonisierenden Affirmationen

Haben Sie Fragen an den Verlag?
Anregungen zum Buch?
Erfahrungen, die Sie mit anderen teilen möchten?

Besuchen Sie unsere sozialen Netzwerke:
www.mankau-verlag.de/forum

mankau

Impressum

Bibliografische Information der Deutschen Nationalbibliothek
Die Deutsche Nationalbibliothek verzeichnet diese Publikation in der Deutschen Nationalbibliografie; detaillierte bibliografische Daten sind im Internet über http://dnb.d-nb.de abrufbar.

Roswitha Stark
Familienstellen mit Symbolen
Optimale systemische Lösungen auf dem Papier entwickeln
ISBN 978-3-86374-471-7
5. aktual. Aufl. 2023 (1./2. Aufl. 2018, 3. Aufl. 2019, 4. Aufl. 2020)

Mankau Verlag GmbH
D-82418 Murnau a. Staffelsee
Im Netz: www.mankau-verlag.de
Internetforum: www.mankau-verlag.de/forum

Lektorat: Redaktionsbüro Julia Feldbaum, Augsburg
Endkorrektorat: Susanne Langer-Joffroy M. A., Germering
Layout und Satz: Lydia Kühn, Aix-en-Provence, Frankreich

Druck: Druckerei C. H. Beck, Nördlingen

FSC www.fsc.org
MIX
Papier aus verantwortungsvollen Quellen
FSC® C019821

Hinweis für die Leser/innen:
Die Autorin hat bei der Erstellung dieses Buches Informationen und Ratschläge mit Sorgfalt recherchiert und geprüft, dennoch erfolgen alle Angaben ohne Gewähr. Verlag und Autorin können keinerlei Haftung für etwaige Schäden oder Nachteile übernehmen, die sich aus der praktischen Umsetzung der in diesem Buch vorgestellten Anwendungen ergeben. Bitte suchen Sie bei Erkrankungen einen erfahrenen Arzt oder Heilpraktiker auf.

Jedes Problem birgt schon die Lösung in sich.

INHALT

Teil 2: Die neue Zeit

Teil 3: Praxisanleitungen

Teil 4: Testsysteme und praktische Arbeitshilfen

VORWORT

Ein herzliches Hallo und willkommen zu diesem Buch! Ich freue mich ganz besonders, mit Ihnen einen wahren Schatz an Wissen und heilsamen Erfahrungen teilen zu können, der mich schon seit vielen Jahren begleitet und mir tagtäglich neue Inspirationen und wunderbare Aha-Erlebnisse liefert. Das Familienstellen mit Symbolen ist eine so einfache und dennoch tief greifende Möglichkeit, mit einigen wenigen Schritten wohltuende Lebensveränderungen erreichen zu können. Immer wieder bin ich erstaunt und tief berührt zu sehen, wie emotionale Belastungen der Menschen wie Wut, Enttäuschung, Trauer oder Schock losgelassen werden können, nachdem die ursächlichen Beziehungen und Verbindungen zu anderen Menschen oder vergangenen Situationen erlöst worden sind. Große Lasten fallen vom Herzen und von den Schultern, Schuld wird endlich abgegeben, und Vergebung anderen und vor allem sich selbst gegenüber kann endlich stattfinden. Bei vielen Menschen war dies trotz vieler (therapeutischer) Versuche vorher nicht möglich gewesen.

Vor allem in meiner Arbeit mit (Schul-)Kindern habe ich zahlreiche schöne Erfahrungen sammeln können. Wie belastend ist doch das heutige Schulsystem für die meisten jungen Menschen, und wenn ich »Faktoren« wie Kind, Schule, Lehrer oder Lernstoff einfach auf einen Zettel aufmalen kann, die Heilimpulse für die einzelnen Verbindungen austeste und dann das Gesamtsystem befreit ist von allem Ballast, dann ernte ich schon mal erstaunte Reaktionen der Eltern nach dem Motto: »So wenig kann durchgreifend helfen?« Ja, es kann! Und Sie können das auch, gleichgültig, ob Sie Laie sind, Elternteil oder geschulter systemischer Therapeut oder Berater. Wenn es nottut oder Sie nicht viel Zeit haben, genügen oft schon einige schnell hinskizzierte Bilder, um spürbare Veränderungen in Ihrer »Realität« zu bewirken.

Für das Ausbalancieren unbeweglicher bzw. blockierter Systeme in Familie, Beruf, Geld- oder Liebesdingen brauchen Sie jetzt nicht mehr zwingend »echte« Menschen zusammenzubringen. Sie können das allein machen – ganz einfach mit einem Schreibblock, einem Stift und den Anleitungen und praktischen Testlisten in diesem Buch.

Diese wunderbare neue Zeit, in der die moderne Physik immer mehr Indizien dafür findet, dass einfach alles, was existiert, miteinander verwoben ist wie ein riesiges Computernetzwerk, bietet uns unzählige Gelegenheiten, eben dieses am eigenen Leib erspüren zu können. Wenn das systemische Bild auf dem Papier fertig gestaltet ist und Sie es in Ihr Herz oder das Kollektivfeld eingespeist haben, dann werden Sie fühlen können, wie frei Sie jetzt sind, Ihren weiteren Weg in Freude, mit Erfolg, Tatkraft, Mut und Wohlbefinden zu gehen. Es herrscht Aufbruchsstimmung, und den alten Ballast, den wir zum großen Teil von anderen übernommen haben, brauchen wir nicht mehr zu tragen! Wenn wir die Verbindungen zwischen den jeweils betroffenen Faktoren einer Aufstellung mit Symbolen oder Worten bereinigen, dann nützen wir gleichzeitig auch allen betroffenen Menschen im gesamten Netzwerk, gleichgültig, ob diese noch leben oder schon verstorben sind. Denn Energie kann niemals verloren gehen, sie wandelt nur ihre Ausdrucksform, und energetisch gesehen sind vergangene Dinge immer noch wirksam, wenn sie nicht gelöst wurden, und beeinflussen das weitere Geschehen.

Ein ausgeschiedener Mitarbeiter, der im Zorn gefeuert wurde, ist ebenso noch wirksam wie ein Ex-Liebhaber, der Sie tief enttäuscht hat und der Sie gerade dadurch nicht frei sein lässt, eine neue, schöne Liebe zu leben. Beides wirkt unsichtbar so lange fort, bis es harmonisiert bzw. ganz erlöst ist. Dann endlich sind Sie frei für Fülle, Reichtum, Schönheit, Kraft und Erfolg.

Ich wünsche Ihnen eine vergnügliche Reise durch dieses Buch, viele neue Erkenntnisse und Inspirationen, Freiheit und Freude!

Ihre Roswitha Stark

TEIL 1

Familienstellen und systemisches Gestalten

FASZINATION FAMILIENSTELLEN

Die systemische Arbeit »Familienstellen mit Symbolen« ist ein äußerst kreativer Gestaltungsprozess, der aus meiner Erfahrung wunderschöne Ergebnisse erbringen kann und für Therapeuten und Laien, Aufgestellte und Aufsteller, Leiter und Teilnehmer, Anwesende und nicht Anwesende immer neue, faszinierende Erkenntnisse hervorbringt und mich immer wieder staunen lässt, wie wir doch in unserer Realität untrennbar miteinander verbunden sind. Das systemische Gestalten mithilfe von Zeichen, Worten oder auch Farben auf dem Papier zeigt uns, wie wir über das Wirken für andere und vor allem für uns selbst sehr gute Ergebnisse und Lebensveränderungen erreichen können.

Wenn Sie sich für das Thema »Familienstellen« interessieren, dann haben Sie wahrscheinlich schon eine gewisse Vorstellung davon, was das ist. Oder Sie haben zumindest schon mal davon gehört oder von Freunden und Bekannten berichtet bekommen, was diese damit schon erlebt haben. Dass man Menschen für Familienmitglieder oder auch verstorbene Verwandte oder verleugnete Kinder »aufstellen« kann und dass dann derjenige, der stellvertretend für eine Person an einer bestimmten Position im Raum steht, dessen Gefühle und Emotionen spüren kann, ist sehr faszinierend und für viele auch erschreckend – oder gar abschreckend.

Die meisten Interessierten assoziieren die Methode des Familienstellens mit Bert Hellinger, der durch seine zum Teil recht provozierenden Bühnenauftritte die Gemüter gespalten hat. Seine »Ordnungen der Liebe«, die Hellinger auch in traumatisierenden Familienkonstellationen im Untergrund wirken sieht, sind durch die medienwirksame Präsenz der Person Hellingers wieder stark in unser Bewusstsein gekommen, auch wenn die Methode der »systemischen« Arbeit schon in den 50er-Jahren im Bereich der Psychotherapie, Familienberatung und Sozialarbeit neu belebt wurde. In das morphogenetische Feld unserer Erinnerungen, dieses unsichtbare Kommunikationsnetz, das unseren Gedanken Realität verleiht, wurde das Thema des Familienstellens bzw. die Möglichkeit und Sinnhaftigkeit des systemischen Arbeitens, als Alternative zur Therapie von Einzelpersonen, durch unsere Gedanken im Laufe vieler Jahre immer mehr eingespeist, was seine Wichtigkeit für unsere Zeit bzw. für unser Bewusstsein anzeigt. Denn mittlerweile greifen immer mehr Menschen, Therapeuten oder auch einfach interessierte Laien auf eine wunderbare Möglichkeit zu, sich selbst und andere zu heilen, indem das gesamte Netz der Beteiligten berücksichtigt wird.

Nicht mehr das »Ich will!« zählt, sondern die Rücksicht auf alle Beteiligten und das »Gemeinsam sind wir stark!«. Damit haben alle Beteiligten die Chance, um ein Vielfaches stärker zu sein, als der Einzelne es jemals sein könnte.

Für mich persönlich ist Familienstellen bzw. systemisches Arbeiten Bewusstseinsarbeit höchsten Ranges, und das passt auch hervorragend in unsere neue Zeit des digitalen Wandels, in der das Thema Kommunikation und eine allumfassende Vernetzung immer weitere Kreise zieht. Dies ist nicht mehr aufzuhalten, und es würde auch gar keinen Sinn ergeben, diese Entwicklung aufhalten zu wollen. Auf einer tieferen bzw. übergreifenden Ebene des Menschseins möchte sich die Seele verwirklichen, ausbreiten und das Potenzial ihrer Unendlichkeit auf dieser Erde leben können – und zwar nicht mehr isoliert, gegeneinander und abgetrennt vom großen Ganzen und damit von dir und von mir, sondern im »Inter-Net« der Allverbundenheit aller lebendigen Wesen von Himmel und Erde. Wir haben genügend Kriege geführt, weil wir uns »anders« fühlten als die anderen, weil uns das andere fremd und unverständlich war. Weil wir vieles abspalten und nicht wahrhaben wollten, dass auch wir alle Anteile in uns haben: Das Bedürfnis, sich so zeigen zu können, wie man ist, die Anerkennung unserer Emotionen und Gefühle wie Wut, Trauer oder Enttäuschung, und die Anerkennung, dass auch das Du dies in sich hat, möchte immer mehr gesehen werden. Wenn ich etwas am anderen nicht leiden kann und dies deshalb im schlimmsten Fall bekämpfe, richte ich mich immer auch ein Stück weit gegen mich selbst.

Jeder möchte dazugehören, und jeder gehört auch dazu: zu seinen Eltern, zu seiner Familie, zu seinen Ahnen, zu seinen Freunden und Kindern, zu seinem Partner, zu seinen Arbeitskollegen, zu seiner Firma, zu seinen Erkrankungen. Ob wir das wollen oder nicht. Bewertungen und »Nicht-mehr-haben-Wollen« helfen hier nicht weiter. Unsere Erfahrungen, gute und schlechte, sind in uns gespeichert, und wir nehmen sie mit über den Tod hinaus. Je mehr wir Gewesenes oder Aktuelles nicht annehmen oder gar weghaben wollen, desto mehr wird es sich in den Vordergrund drängen und auf sich aufmerksam machen: durch Körpersymptome, Streit und Unfrieden, durch Vorhaben, die nicht klappen wollen, oder durch Situationen, wo wir uns die Haare raufen könnten oder an denen wir allmählich verzweifeln.

Die Wege, wie wir auf Ungleichgewichte, Unbewusstheit oder Nicht-Würdigung der anderen Lebewesen bzw. Elemente, mit denen wir verbunden sind, aufmerksam gemacht werden, sind zum Teil höchst ungewöhnlich und erstaunlich.

Mein Erlebnis mit dem Zeckenbiss

Ich erinnere mich an einen Zeckenbiss, den ich vor einigen Jahren erlitten hatte. Zunächst spürte ich ein Jucken an meinem Bauch, und als ich dort nachsah, bemerkte ich ein kleines schwarzes Etwas, das hier am Krabbeln war. Bei näherem Hinsehen erkannte ich eine winzige Zecke, die sich noch nicht einmal in der Haut festgebissen hatte. Ich entfernte sie und schnippte sie aus dem Fenster. Ich dachte darüber nach, ob mich das wohl beunruhigen sollte, hört man doch so vieles von Borreliose und den bösen Zecken und welch schlimme Symptome daraus folgen könnten. Nun ja, es ist nicht meine Art, gleich in Angstzustände zu verfallen, und Ärzte haben mich das letzte Mal vor 20 Jahren gesehen, als ich noch in einem Verlag arbeitete und für meine jährliche Woche Ausruhgrippe den gelben Zettel brauchte. Seither sehe ich in jedem und allem, was mir geschieht, einen Grund bzw. eine Ursache auf einer tieferen Ebene. Dieses auf den »Grund der Dinge gehen« nehme ich quasi als Information zwischen den Zeilen des Geschehens wahr, das sich in diesem Augenblick oder vielleicht auch schon längere Zeit bei mir meldet und jetzt oder wiederholt versucht, von mir bemerkt und verstanden zu werden. Auf diese Weise arbeite ich auch mit meinen Patienten und Klienten, nicht nur, wenn es um körperliche Symptome geht, sondern auch um Ungereimtheiten, Hindernisse, Konflikte oder einfach Unangenehmes und Hinderliches aus Beruf, Partnerschaft, Familie, Ausbildung oder sonstigen sozialen Beziehungen.

Die kleine unschuldige oder schuldige Zecke war also erst mal weg, und ich ignorierte das Geschehen zunächst, sehr wohl bemerkend, dass sich doch eine leichte Unruhe in meinen Gedanken nicht verleugnen ließ. Na gut, erst mal darüber schlafen, lenkte ich mich ab. Ich weiß sehr wohl, dass Gedanken der Angst Situationen anziehen können, die diese Angst bestätigen, aber wer ist schon wirklich frei davon? Sie kennen das bestimmt. Sie denken, das darf mir nicht geschehen, versuchen, diesen Gedanken vom Tisch zu wischen, aber er drängt sich nun mal immer wieder auf. Sie wissen vielleicht sogar um das Gesetz der Resonanz, dass Gedanken und Emotionen genau diejenigen Geschehnisse produzieren können, die Sie eigentlich vermeiden wollten. Über diese Vermeidungstaktik füttern Sie aber Ihre Aufmerksamkeit in genau dieser Richtung – »Denke nicht an den rosa Elefanten!«

Nun gut. Was unsere durchschnittlich 60.000 Gedanken pro Tag betrifft – wer zählt eigentlich so etwas? –, dürfen wir einfach wieder etwas gnädiger mit uns selbst umgehen. Ich muss nicht ständig meine Gedanken kontrollieren, diese Achtsamkeit stellt sich mit der Zeit von selbst immer stärker ein. Ihr Bewusstsein inklusive Ihrer Bereitschaft, immer angstfreier werden zu wollen, erschafft ein immer stärkeres Feld, in dem Sie auch immer sorgenfreier werden können.

Jedenfalls nützte meine ignorierte Zeckenangst wenig, denn am nächsten Tag zeigte sich ein roter Ring um die Bissstelle, wobei die Zecke ja sogar noch frei herumgekrabbelt war und sich nicht etwa schon festgebissen hatte. Also konnte ich jetzt nicht mehr umhin, mich um die Ursache des Zeckenbisses jenseits des Bösewichtes zu kümmern.

Ich benutzte mein Testinstrument, die Einhandrute, um zu fragen, ob es ein zu erlösendes unsichtbares Thema gäbe, auf das mich das Symptom »roter Ring um Bissstelle« aufmerksam machen wollte. Antwort: ja. Frage: Hat es etwas mit Menschen oder Situationen zu tun? Antwort: mit Menschen. Aus der Familie? Ja.

Ich checkte alle Familienmitglieder durch; Mutter, Vater, Bruder, Schwester, Großeltern usw. Bei keinem der Lebenden kam ein Ja, woraufhin ich nach verstorbenen Familienmitgliedern fragte. An dieser Stelle fiel mir etwas ein, das mir seit vielen Jahren aus dem Gedächtnis entfallen war, weil einfach niemand aus meiner Familie mehr darüber gesprochen hatte, jedenfalls in den letzten 30 Jahren. Ich war immer das »älteste« Kind in der Familie gewesen und hatte schon früh auf meine beiden jüngeren Geschwister aufpassen müssen, was mich oft überfordert hatte. Ich war immer »die Große« gewesen mit viel aufgebürdeter Verantwortung für mich selbst und für die Kleineren. Immer war ich gefordert gewesen, »vernünftig«

zu sein, was mich mein Leben lang in Form von nur äußerst mäßig vorhandener Lockerheit begleitet hat. Jetzt aber fiel mir wieder ein, dass ich ja gar nicht die Erstgeborene war! Meine beiden älteren Brüder waren recht kurz nach der Geburt verstorben.

Meine Mutter redete nicht darüber, weil ihr Mechanismus der Verarbeitung aus der großen Not heraus das Verdrängen gewesen war. Das möchte ich auch gar nicht bewerten, denn jeder versucht, sich zu helfen, so gut er eben kann. Das hieß aber, dass ich gar nicht »die Große« war, sondern »die Mittlere«, was sich, wenn ich nachspürte, wesentlich kuscheliger und geborgener anfühlte. Ich nahm also die Mitte in der Reihe meiner Geschwister wieder ein und würdigte meine vergessenen Brüder, indem ich ihnen sagte: »Schön, dass ihr da seid, ihr seid vor mir, ihr seid die Großen, und dann komme ich, und danach die beiden kleineren.« Die Vorstellung und das Gefühl waren richtig schön. Ich war sehr dankbar, dass mein Körpersymptom mich hierhergeführt hatte. Denn es war an der Zeit gewesen, meine Brüder zu ehren und die richtige Position in der Familie einzunehmen.

Am nächsten Tag war der rote Ring verschwunden, und seitdem sind niemals Symptome oder Beschwerden in Richtung Borreliose oder Ähnliches aufgetaucht; das ist nun ungefähr zehn Jahre her.

Die Familie als krank machendes Milieu?

Die erste Phase des familiensystemischen Denkens reicht bis in die 50er-Jahre zurück. Ihr Schwerpunkt lag damals in den USA. Die bekannte Psychologin Virginia Satir und zahlreiche ihrer männlichen Kollegen waren in dieser Zeit Pioniere und Verfechter einer neuen Vorgehensweise in der Behandlung von psychisch erkrankten Einzelpersonen, nachdem deren alleinige Behandlung nicht mehr die erhofften Fortschritte zeigte. Bisher war die Einzeltherapie die einzig akzeptierte Form innerhalb der psychotherapeutischen Praxis gewesen. Das, was heute für uns selbstverständlich ist, nämlich auch das soziale Umfeld, das »Milieu«, allen voran die Familie, auf der Ebene der Ursachen für Erkrankungen und Verhaltensauffälligkeiten mit einzubeziehen, war damals noch nicht gängige, geschweige denn anerkannte Praxis. Je weniger jedoch die oft recht zahlreichen Einzelsitzungen bei den Patienten fruchteten, desto mehr holte man jetzt die anderen Familienmitglieder in die Beratung mit hinzu, zumindest versuchte man dies.

Aus der Einzeltherapie wurde die Familientherapie, die in der psychologischen Praxis heutzutage ein anerkanntes und wichtiges Element ist.

Die Erfahrungen, die die Therapeuten damals machten, waren sehr vielversprechend und für viele beratende Berufe sogar ziemlich revolutionär. Der Erfolg gab ihnen jedenfalls recht, da es gerade bei der Behandlung junger Patienten jetzt wesentlich weniger Rückfälle gab als vorher. Endlich waren durch das neue Vorgehen wieder bessere Fortschritte zu erzielen.

So verlagerten die Therapeuten also ihre Aufmerksamkeit zunehmend auf die Familien ihrer Patienten. »Systemisch« im Sinne einer ganzheitlichen Betrachtungsweise aller beteiligten Faktoren war dies jedoch noch immer nicht. Das geradlinige Denken in Ursache und Wirkung wurde jetzt eher vom Einzelklienten auf das »System Familie« verlagert. Das heißt: Vorher suchte man die »Schuld« für die Schwierigkeiten und Symptome beim einzelnen Menschen, und jetzt war eben oft die ganze Familie schuld an der Misere des Einzelnen. Das »gestörte Verhalten« der Familienmitglieder musste jetzt therapiert werden, in der Hoffnung, dadurch den Klienten zu heilen. Diese Vorgehens- bzw. Denkweise führte aber lediglich zu einer Verschiebung der Ursache und damit von der Schuld des

»kranken« Individuums auf die »krank machende« Familie. Die Gefahr hierbei war, dass man versucht hatte, es sich einfacher zu machen, weil sich Vorgänge und Interaktionen zwischen Familienmitgliedern naturgemäß besser von außen beobachten lassen als psychisch-seelische Zustände innerhalb eines Menschen. Dieses Verhalten interpretierte man dann durchaus leichtfertig als richtig oder falsch im Hinblick auf eine gesunde geistige Entwicklung des auffälligen Klienten.

Mich erinnert das aus Sicht der Heilpraktikerin an das Konzept des geschädigten »Milieus« in Bezug auf körperliche Beschwerden, wenn zum Beispiel Pilze im Körper überhandnehmen und dann körperliche Symptome auftauchen. Hier, also im geschädigten Milieu, vermutete zum Beispiel der Hauptvertreter der Theorie »Das Milieu macht die Erkrankung«, Prof. Dr. Enderlein, dem wir die Methode der Dunkelfeldmikroskopie verdanken, den Schuldigen für die Ausbreitung von Pilzen und anderen Erkrankungen. Die Sichtweise war und ist, dass ein saures Milieu Krankheiten Vorschub leisten und ein ausgeglichenes, eher basisches Milieu Krankheiten verhindern kann. Therapiert wird auf dieser Vermutung mithilfe gezielter basischer Ernährung und bestimmter Präparate. Ähnlich wie beim »ungesunden Milieu Familie« wird also hier der Schuldige beim ungesunden Milieu Körper gesucht. Die Schuldfrage verschiebt sich also wieder von einem zum anderen.

Vor einigen Jahren hatte ich mich etliche Wochen lang vegan ernährt, um mein »Milieu« in den basischen Bereich zu bekommen. Der Anlass war eine Hauterkrankung, und ich vermutete als »Schuldigen« meine allzu weizenhaltige Ernährung in dieser Zeit – gepaart mit nervlicher Belastung. Also versuchte ich über eine vernünftigere, in dem Fall vegane Ernährung meinen Säure-Basen-Haushalt wieder in den grünen Bereich zu bekommen. Jeden Tag benutzte ich ein Teststäbchen, um den ph-Wert festzustellen. Jeden Tag kam das gleiche Ergebnis heraus: sauer! Nach drei Wochen unverändertem

Ergebnis kasteite ich mich nicht länger mit dem Thema Milieuveränderung und genoss wieder mein gewohnt »unvernünftiges« Essen. Symptomatisch hatte sich bislang nichts verändert.

Die Frage ist doch: Was beeinflusst wiederum das Milieu bzw. die Familie in einer derart ungesunden Art und Weise, dass sich das Milieu in Richtung »sauer« – Streit, Konflikte, Rechthaberei und Gewalt – verändern muss, um über diesen Weg Symptome oder Verhaltensauffälligkeiten hervorzurufen, die so auffallend sind, dass sie nicht mehr negiert werden können? Wir Menschen neigen ja sehr dazu, erst dann etwas zu verändern, wenn das Symptom zu hartnäckig und unangenehm wird.

Erfolgskonzept Familientherapie

In den 60er-Jahren hatte man also versucht, die Probleme einzelner Personen aus dem Kontext von Familie und Gesellschaft herauszugreifen, zu verstehen und daraus Behandlungsschlüsse zu ziehen. Die Begeisterung über die neue familientherapeutische Methodik war überall spürbar und verbreitete sich in der Psychotherapeutenszene der USA sehr schnell. Und die Welle schwappte alsbald auch nach Europa über. Auch hier versuchte man jetzt verstärkt, »abnormales« oder schizophrenes Verhalten der Patienten im Zusammenhang mit dem Verhalten der übrigen Familienmitglieder zu interpretieren. Die Therapie mit der ganzen Familie wurde mehr und mehr selbstverständlich. Auf den Erfahrungen der Pioniere aufbauend hatte sich eine sehr ausgeprägte Form der Praxis entwickelt, die auch begann, die Grenzen der klassischen Psychotherapie zu überschreiten. Familientherapie wurde in Erziehungsberatung und Jugendhilfe zu einem selbstverständlichen Instrument, und auch in anderen Feldern setzte sich systemisches Denken und Handeln mehr und mehr durch.

Die Begeisterung für diese Art von systemischer Arbeit ist verständlich, hatte man sich doch bisher viele Jahre lang die Zähne ausgebissen in dem Versuch, das Innerste des Klienten zu durchleuchten – auf der Suche nach der oder den Ursachen. Da erschien es doch einfacher und Erfolg versprechender, das Interaktionssystem Familie zu therapieren, das man schließlich besser beobachten konnte als das verborgene Innere eines Individuums. Die psychisch-seelischen Vorgänge eines Menschen, seine Gedanken und Gefühle hatte man bislang lediglich mithilfe sehr unsicherer hypothetischer Konstrukte zu erschließen versucht. Das war wohl ein Ausweichversuch vor allzu anstrengender Seelenklempnerarbeit einerseits, andererseits konnten die Therapeuten aber auch überraschende Erfolge damit erzielen, die gekoppelten anderen Teile des Systems zu beobachten, zu beachten und die Interaktion bzw. Kommunikation zwischen den Mitgliedern zu verändern.

Vom Familienstellen zum ganzheitlichen Coaching

Der Durchbruch zu einer wirklich neuen Methodik kam zu der Zeit, als in den 80er- und 90er-Jahren nicht mehr das bisher gewohnte Kausalitätsdenken »Ursache-hat-Wirkung« im Vordergrund stand, sondern sich eine Wissenschaft, Forschung und Therapie in Richtung allumfassender Vernetzung in den Vordergrund rückte, in der man nicht mehr so selbstverständlich das Täter-Opfer-Prinzip sah, sondern auch Rückkoppelungen der Wirkung auf die Ursache und noch viel mehr Verknüpfungen untereinander. Plötzlich sprach man vom »Flügelschlag des Schmetterlings«, der auf der einen Seite der Erde geschieht und große Veränderungen auf der anderen Seite der Welt verursachen kann. Und es rückte in den Vordergrund, dass wir alle miteinander verbunden seien, auch diejenigen außerhalb der eigentlichen Familie. Das Netzwerk des allumfassenden Bewusstseins und die Möglichkeit, dass alle Menschen irgendwie mit allen anderen Menschen auf der Erde verbunden sind – und wer weiß mit welchen anderen Wesen noch – schaffte sich mehr und mehr Raum.

Die Quantenphysik war geboren, und das Ursache-Wirkungs-Prinzip machte einem offenen Denken immer mehr Platz: dem Wir-sind-alle-eins-Bewusstsein oder dem Alles-ist-im-Hier-und-Jetzt-Bewusstsein.

Nachdem ich jedenfalls meinen Hautausschlag weder durch die Ursache »schlechte Ernährung bzw. saures Milieu« noch durch die Ursache »emotionale Blockade« (Ich bin sauer = Wut!) noch durch vielfältige Versuche mit meinen zahlreichen erlernten Methoden noch durch wunderbare alternative Medikamente beseitigen konnte, fiel mir auch gar nichts Gescheites mehr ein, und ich machte schlicht NICHTS mehr. Ich fuhr zwei Wochen an die Ostsee, um den Stress loszulassen und mich selbst zu therapieren – im Sinne von »Ich will die Symptome loshaben«. Jetzt genoss ich den wunderbaren frischen Fisch und schmiss mein veganes Stelldichein über Bord. Ich akzeptierte die Situation – und hatte in dieser Nacht einen Heiltraum, der deutlicher war als alle meine Träume bisher. Ich sah nicht gerade hübsch und gesund aus in diesem Traum, aber ich versuchte auch nicht, etwas zu vertuschen oder etwas zu überdecken. Die Essenz des Traumes war die Botschaft: Zeige dich so, wie du bist! Nach zwei Tagen war mein ph-Wert im Normalbereich, und die Hauterscheinungen klangen ab, bis sie nach wenigen Tagen komplett verschwunden waren.

Um die Lösung eines »Problems« zu finden, müssen wir nicht immer genau wissen, wo es herkommt – das ist aus meiner Sicht zu eindimensional in der alten Weise von Ursache und Wirkung gedacht, denn was tun wir, wenn wir wissen, wo es herkommt (oder von wem?). Haben wir dann den »Schuldigen« gefunden und bestrafen ihn? Zum Beispiel durch Maßregelung, Kündigung oder zumindest durch das Einreden eines schlechten Gewissens? Wenn das zugrunde liegende gemeinsame Thema nicht gesehen wird, kann es auch keine grundlegende Änderung im Gesamtsystem geben. Alle Beteiligten tragen ihre energetischen Schwingungen in die »Familie« mit hinein, auch diejenigen, die schon verstorben sind und die man vielleicht aus irgendeinem Grund gern vergessen möchte. Überhaupt müssen wir nichts mehr ganz genau wissen. Dieses Bedürfnis entspringt dem Verstand, der nichts so ungern leiden mag, wie die Kontrolle abgeben zu müssen. Wenn ich nicht mehr wissen muss, wo etwas herkommt, dann kann ich mich im ersten Schritt mit dem beschäftigen, was nun einmal JETZT ist. Erst wenn ich die Ist-Situation annehme und möglichst nicht mit gut oder schlecht, »will ich« oder »will ich nicht«, ja oder nein bewerte, habe ich die Sinnhaftigkeit der aktuellen Situation angenommen. Und schon daraus kann ein Schritt hin zur Veränderung zum Wohle aller Beteiligten entstehen.

Zeige dich so, wie du bist – alles darf sein!

Meine Hauterkrankung konnte sich also so lange nicht in Richtung Heilung bewegen, wie ich versuchte, sie mit allen mir zur Verfügung stehenden Mitteln wegzubekommen. Sobald die Symptome aufgetaucht waren, hatte ich mich bemüht, die Schuldigen zu finden: die schlechte Ernährung, zu wenig Bewegung, zu viel Stress, unterdrückte Emotionen, was auch immer … Mein inneres Milieu blieb sauer – wie auch meine Stimmung ob der nutzlosen Versuche, beschwerdefrei zu werden. Dabei ist aus Sicht des Gesamtgefüges, dessen Bestandteile ich in der Regel ja gar nicht vollständig sehen kann, die Situation, in der ich mich »wiederfinde«, genau die richtige für mich. Das Feld der Symptome, Beschwerden oder unliebsamen Situationen und Ereignisse gibt mir die Chance und die Zeit, mich wiederzufinden in dem, was ich wirklich als Ganzheit bin.

Das gilt natürlich auch für alle anderen an diesem Prozess beteiligten Personen, zum Beispiel in einer Firma. Wenn ich einen Mitarbeiter aus egoistischen Gründen loshaben möchte, um zum Beispiel dessen Posten zu bekommen, dann bleibt dieser Egoismus im gemeinsamen Feld bestehen und wird sich mir früher oder später innerhalb dieses Feldes auch präsentieren, zum Beispiel, indem ich in eine ähnliche Situation gerate, wo ich mich aber diesmal in der Rolle des Gekündigten wiederfinde.

Wenn Sie sich also gerade in einer unschönen Situation befinden, unzufrieden mit Ihrer Arbeit sind, unter Ihrem Chef oder Partner leiden, nicht mehr wissen, wie Sie Ihren Kindern in der Schule helfen können, wie Sie die Schmerzen loswerden oder wo Sie das Geld für die nächste Miete herbekommen … dann unternehmen Sie die richtigen Schritte, aber erst, nachdem Sie diese Situation und damit das Jetzt zu 100 Prozent als passend angenommen haben! Denn Sie selbst haben Ihre momentane Lage als äußerst machtvolles Seelenwesen selbst erzeugt, um daraus etwas lernen zu können. So habe ich in meinem Heiltraum genau diese Lektion gelernt: »Zeige dich so, wie du bist« bedeutete nichts anderes als »Nimm das als sinnvoll an, was jetzt ist, und verstecke es nicht vor dir oder anderen«.

Erst wenn Sie dazu Ja sagen, können die nächsten Schritte zur Lösung erfolgen – aber gemeinsam mit allen anderen. Wer diese am Gesamtsystem Beteiligten sind, können wir nicht unbedingt so klar sehen, wie bei den Mitarbeitern einer Abteilung. Im System Körper kennen wir auch nicht jede Zelle persönlich – oder genau genommen nicht einmal einen einzigen dieser wunderbaren Mitarbeiter –, und dennoch findet Heilung statt.

Dass Heilung geschieht, so, wie es schon millionenfach ohne unser bewusstes Zutun geschehen ist, darauf können wir vertrauen, auch wenn wir nicht hineinschauen können. Wir müssen uns nicht darum kümmern, welche Zellen sterben, verschwinden, erneuert werden, reaktiviert werden oder eine Auszeit nehmen. Das tut das intelligente Gesamtsystem selbst.

Durch das bedingungslose Annehmen dessen, was jetzt ist, geben wir schon einen Startimpuls in Richtung Heilung bzw. harmonische Ordnung in das Gesamtsystem hinein. Wir delegieren sozusagen die Ausführung an die besten Mitarbeiter, lassen aber vollständig davon ab, jeden hinterher kontrollieren zu müssen. Das ist Vertrauen.

GRUNDLEGENDE WIRKPRINZIPIEN DER SYSTEMISCHEN ARBEIT

Es ist sinnvoll, bei Familien- bzw. systemischen Aufstellungen bestimmte Prinzipien und einige Grundannahmen zu berücksichtigen, die aus den von Bert Hellinger beobachteten Grundprinzipien weiter entwickelt wurden.

Anerkennen, was jetzt ist

Allen voran muss das Gegebene anerkannt werden, denn es ist nun mal jetzt da und möchte nicht wieder abgedrängt werden. Die Einhaltung dieses Prinzips erweist sich als besonders wichtig, da sich alle Grundannahmen von ihm ableiten lassen und eine Nichteinhaltung sich ebenfalls auf diese auswirken würde. Wenn wir etwas nicht sehen wollen, was nun mal in Erscheinung getreten ist, weil wir uns dafür schämen, schuldig fühlen oder es unser Ego bedroht, kostet es viel Kraft, dies wieder unter die Oberfläche zu drucken, und es würde später doch wieder auftauchen. Die dafür aufgewendete Kraft fehlt uns dann an anderer Stelle, zum Beispiel dafür, unseren erfolgreichen Weg in Freiheit und Leichtigkeit ohne unbewussten Ballast weitergehen zu können.

Das Prinzip der Zugehörigkeit

Hier wird die Frage nach den Mitgliedern des jeweiligen Systems geklärt. Das dazugehörige »Prinzip des Nichtausschlusses« besagt, dass alle Mitglieder dieser »Familie« (es kann auch eine Firmenfamilie, Erfolgsfamilie oder Geldfamilie sein) das Recht haben, nicht von »ihrem« System ausgeschlossen zu werden. In der Familienstellungspraxis wird üblicherweise der Leiter bzw. Therapeut versuchen, ausgeschlossene oder tabuisierte Mitglieder zu finden und diese in die Aufstellung aufzunehmen. Das können direkte oder weiter entfernte Ahnen sein, verstorbene oder verleugnete uneheliche Kinder, zu Unrecht Entlassene einer Firma, hintergangene Ehe- oder Geschäftspartner oder sogar ausgegrenzte Gefühle wie Schuld, Egoismus oder Scham. Die verwandtschaftlichen Beziehungen einer Familie, die durch die Geburt entstehen, bleiben immer erhalten, sodass alle Mitglieder an den Prozessen innerhalb des Systems beteiligt sind. Auf der Unternehmensebene können zum Beispiel Mitarbeiter auf die nicht gerechtfertigte Kündigung eines Kollegen mit Dissonanzen in der Abteilung reagieren, da ein Teil ihres Systems »entfernt« und durch die Kündigung verstoßen wurde. Warum das Betriebsklima seitdem so schlecht ist, kann nicht rational begründet werden, ist jedoch aus systemischer Sicht fast logisch. Dies gilt nicht unbedingt bei berechtigten Kündigungen oder echtem gegenseitigem Einvernehmen.

Das Prinzip der Gleichwertigkeit

Dieses Prinzip geht auf die Daseinsberechtigung aller Systemmitglieder ein. Nur wenn alle beteiligten Personen oder Bestandteile eines Projektes als gleichwertig betrachtet werden, kann eine optimale Lösung gefunden werden. Dieses Prinzip sichert eigentlich die Existenz des ganzen Systems, da ohne die Berücksichtigung aller wesentlichen Bestandteile kein 100-prozentiger Erfolg möglich sein wird. Irgendein Störfaktor würde am Rande des Systems wirksam bleiben und sich dementsprechend irgendwann wieder in meist unangenehmer Weise melden, um als Teil des Systems gewürdigt zu werden.

Das Prinzip der zeitlichen Reihenfolge

Obwohl die Zugehörigkeit aller Systemmitglieder als gleichwertig betrachtet wird, sollte jedoch die zeitliche Reihenfolge ihres Eintritts in das System berücksichtigt werden. Innerhalb einer Familie hat zum Beispiel das ältere Mitglied Vorrang vor dem jüngeren, der Vater vor dem Sohn. Ein Beispiel für dieses Prinzip wäre beispielsweise das Wachstum des Systems Familie durch die Geburt eines Kindes. Der Respekt vor der Leistung der früheren Mitglieder verhindert, dass diese sich vom neuen Mitglied eingeengt oder verdrängt fühlen. Als Aufsteller müssen Sie zunächst feststellen, welche Personen dem System angehören und dann, welches Mitglied Vorrang vor einem anderen hat. Wenn ich zum Beispiel eine Familienaufstellung auf dem Papier skizziere, frage ich, wie viele Familienmitglieder die aktuelle Familie hat: Vater, Mutter und alle Kinder. Der Vater wird rechts (männliche Seite) auf dem Blatt skizziert

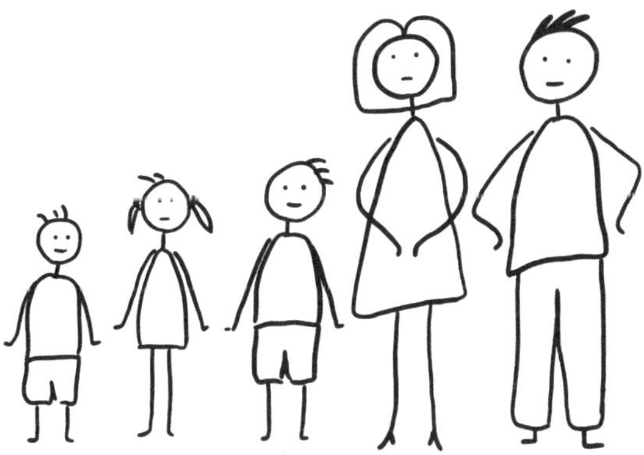

In einer Familie, in der die Mutter alkoholkrank war, hatte das älteste Kind die Rolle der Mutter eingenommen und sich im Alltag um die beiden kleineren Geschwister gekümmert. Es war somit aus der natürlichen Reihe der Familienmitglieder herausgefallen, was zu depressiver Verstimmung und zunehmender Vereinzelung geführt hatte. Allein durch das Aufmalen auf dem Papier in der richtigen Reihenfolge konnte das Kind seinen Platz in der Familie wieder einnehmen, und in der Folge wurde eine externe Betreuungsperson für die Mutter gefunden.

(Strichmännchen reicht), dann links neben ihm die Mutter, dann das älteste Kind links daneben usw. Es ist wichtig, nach verstorbenen Kindern zu fragen (auch Abgänge oder Abtreibungen), denn diese müssen in der richtigen Reihenfolge aufgemalt werden, bis die Familie vollständig versammelt ist. Schon allein dadurch, dass alle an ihrem Platz gewürdigt werden, kann das Gesamtsystem an Ordnung und Harmonie gewinnen – und das spüren wir ziemlich rasch im konkreten Beziehungs- oder Arbeitsalltag.

Das Prinzip der Würdigung der Vorangegangenen

Wenn allerdings aus einem System zwei oder mehrere neue Systeme hervorgehen, dann steht das neue System in der Reihenfolge vor dem alten. Ein Beispiel aus der Praxis wäre das Entstehen einer neuen Familie durch Heirat oder die Abspaltung einer Tochterfirma von einem Unternehmen. Diese neuen Systeme müssen besonders geschützt werden, damit sie die Chance haben, eine innere Stabilität aufzubauen. Neue Systeme, in denen alle vorhandene Kraft in interne Konflikte fließt, haben wenig Chancen, sich zu stabilisieren. Dieses Prinzip regelt die Würdigung des Einsatzes des einzelnen Systemmitglieds für das System, auch wenn das Mitglied schon ausgeschieden oder verstorben ist. Die Energie kann nach erfolgter echter Würdigung wieder frei fließen und den Systemerhalt sichern.

Systeme dagegen, die zu sehr um ihre Existenz kämpfen müssen, können nicht ausreichend für Wachstum und Fortpflanzung sorgen bzw. haben keine Energie mehr dafür übrig. Zum Beispiel gelang es einem Firmeninhaber nicht, einige Anteile seines Unternehmens wie geplant zu verkaufen, bis er den Einsatz seines ausgeschiedenen

Vaters für diese Firma gewürdigt hatte. Daraufhin lief das Vorhaben problemlos. Ein Mann, der aus seiner unglücklichen Ehe, die drei Kinder hervorgebracht hatte, in eine erfülltere Partnerschaft mit einer neuen Frau kam, litt sehr unter den Angriffen seiner Exfrau, bis er deren Leistung für das Gesamtsystem Familie gewürdigt hatte – ungeachtet der emotional verletzenden Erlebnisse der vergangenen Ehejahre. Daraufhin fanden beide Elternteile eine für alle Beteiligten befriedigende Lösung im Umgang miteinander und im Umgang mit ihren Kindern. Vor allem aber hatte jetzt die neue Beziehung eine Chance, erfüllt zu bleiben, da keine Energie mehr an das alte System abgegeben werden musste.

Das Prinzip der Wertschätzung von individuellen Fähigkeiten

Egal welche Fähigkeiten das einzelne Familienmitglied hat, es darf gewürdigt und wertgeschätzt werden. Die Fähigkeiten der einzelnen Systemmitglieder sollen von den anderen Mitgliedern gewürdigt werden. Durch die so erfahrene Wertschätzung kann jeder einzelne Beteiligte seine Fähigkeiten weiter ausbauen und seine individuellen Potenziale erweitern. Jeder hat individuelle Fähigkeiten, und es ist gut, diese im Gesamtsystem nicht zu bewerten – im Sinne von besser oder schlechter –, sie sind einfach anders und wichtig für das Zusammenspiel der großen Familie. Die Unterschiede zwischen den Systemmitgliedern werden auf diese Weise gewürdigt, und dies führt wiederum dem Gesamtsystem mehr Kraft zu. Letztendlich kommen wir durch diese Wertschätzung individueller Fähigkeiten zu einem vielseitig ausgerichteten System, das angemessen und kompetent auf unterschiedliche Konflikte, Herausforderungen und Chancen aller Art reagieren kann.

AUFSTELLUNGSFORMATE: MÖGLICHKEITEN DER SYSTEMISCHEN ARBEIT

Im Folgenden möchte ich einige Beispiele aus verschiedenen Bereichen, in denen Familien- und Systemaufstellungen durchgeführt werden, vorstellen. Systemische Aufstellungen werden heutzutage sowohl im Bereich der Therapie als auch der pädagogischen Beratung zur Lösung von Problemen aus den verschiedensten Bereichen angewendet. Neben Konflikten in der Familie oder im weiteren sozialen Umfeld können auch Probleme mit der eigenen Person sowie körperliche oder psychische Störungen bzw. Probleme aufgestellt werden.

Familienstellen nach Bert Hellinger

Bert Hellinger wird oft als der Begründer der Familienaufstellung bezeichnet, obwohl er das nicht ist. Er hat das Verfahren aber wieder populär gemacht. Neben der Anerkennung seiner ersten Entwicklungen und Erfolge, die er für die Methode der Aufstellung im Allgemeinen erzielte, steht aber häufig die Kritik an seiner derzeitigen Arbeit und deren Folgen im Vordergrund. Viele Psychotherapeuten befürchten, dass der Bereich der systemischen Beratung und Therapie durch Hellingers Methoden in Verruf geraten könnte. Neben dieser Sorge steht auch das Wohl des Klienten im Vordergrund, das bei einer Familienaufstellung nach Bert Hellinger nicht immer gewährleistet zu sein scheint.

Bereits 2002 erschien die »Stellungnahme der Systemischen Gesellschaft zur Aufstellungsarbeit nach Bert Hellinger« mit dem Fazit, dass es sich bei Hellingers Aufstellungen in keinem Fall um eine Methode der systemischen Therapie handeln kann. Im Juli 2004 wurde die »Potsdamer Erklärung zur systemischen Aufstellungsarbeit« veröffentlicht, die der Distanzierung der systemisch arbeitenden Berater und Therapeuten von Bert Hellinger dient. Die Erklärung geht detailliert auf einzelne Kritikpunkte ein, welche sich nicht mit den systemischen Grundprinzipien vereinbaren lassen, wie beispielsweise »die Verwendung mystifizierender und selbstimmunisierender Beschreibungen oder der Einsatz potenziell demütigender Interventionen und Unterwerfungsrituale«.

Die Kritik macht deutlich, dass viele Hellingers Methode für eine sowohl für den Berufsstand der systemischen Therapeuten als auch für die Gesundheit und das Wohlbefinden des Klienten äußerst gefährliche Vorgehensweise halten. Kritisiert werden vor allem Hellingers Auftritte auf großer Bühne, bei dem Personen »vorgeführt« werden und danach mit ihren in der Aufstellung gewonnenen und oft schockierenden Erkenntnissen und deren Bewältigung allein gelassen werden – ohne dass eine professionelle Aufarbeitung bzw. Weiterbegleitung sichergestellt wird.

Die kontroverse Diskussion hat auch bei Interessierten und Klienten zum Teil zu Verwirrung oder Ablehnung therapeutischer Familienaufstellungen geführt, zumal der Begriff »Aufstellung« noch immer zum Großteil mit der Vorgehensweise Hellingers assoziiert wird. Auch führte die Entwicklung der systemischen Ansätze zu einigem Wildwuchs an Angeboten, der es dem Laien nahezu unmöglich macht, »seine« Aufstellungsform zu finden.

Ich persönlich würdige Hellingers Arbeit als Wegbereiter einer wertvollen Methodik, folge aber seinem eingeschlagenen Weg nicht, denn aus meiner Sicht ist ein Hervorholen von leidvollen Situationen und Emotionen nicht (mehr) notwendig, um gute Lösungen für alle Beteiligten finden zu können. Dazu aber mehr im Teil 3, Praxisanleitungen, ab Seite 105.

Familienstrukturaufstellungen

Eine Familienstrukturaufstellung folgt im Wesentlichen den oben aufgezählten Kriterien (Prinzipien) und wird üblicherweise sowohl in der theoretischen Konzeption als auch in ihrer praktischen Umsetzung vom Familienstellen nach Hellinger getrennt. Die heutzutage weitverbreitete Vorgehensweise ist diejenige, persönliche oder symbolische Stellvertreter (Holzklötzchen, Figuren, Kissen) für die Familienmitglieder oder die Mitglieder anderer Systeme (Firma, Schule, Lehrer usw.) an verschiedene Positionen zu legen oder zu stellen. Was bei persönlichen Aufstellungen immer wieder das Erstaunlichste ist, ist die Tatsache, dass der Stellvertreter die Befindlichkeit und Gefühle einer (eventuell bereits verstorbenen) Person empfinden und wiedergeben kann, obwohl er diese Person doch gar nicht »kennt«. Dies zeigt sehr schön die Verbundenheit allen Lebens untereinander, das Wirken des Netzes, in dem alle Informationen abgespeichert sind. Über das Familienstellen haben wir Zugriff auf die Informationen dieses Netzes und können Dissonanzen harmo-

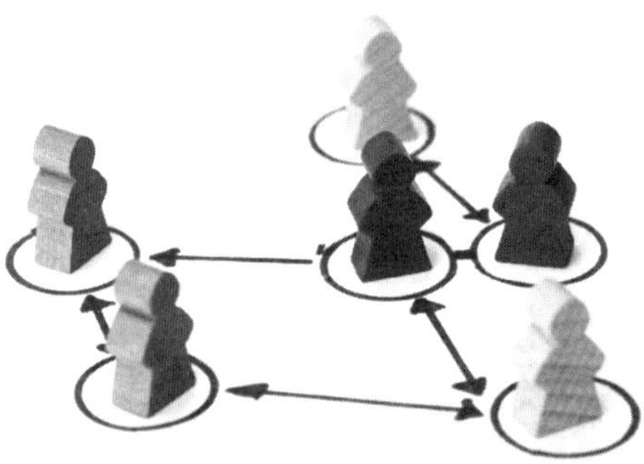

Für das Familienstellen bzw. die systemische Arbeit brauchen wir nicht unbedingt Menschen als Stellvertreter. Schon wie der Betroffene die »Personen« in Form von z. B. Holzfiguren positioniert, kann einiges darüber verraten, wie die Beteiligten zueinander stehen. Schauen Sie von verschiedenen Richtungen auf das gesamte Feld, und Sie werden die unterschiedlichen Ansichten und Gefühle spüren können.

nisieren und die Ordnung im Gesamtgefüge wiederherstellen. Auf welche Weise die Ordnung wiederhergestellt wird, variiert je nach Therapeut. Auch schon ein Platzwechsel oder das Schauen auf den anderen aus einer veränderten Perspektive (wir sehen die andere Seite der Medaille) kann hier Heilimpulse für das Gesamtgefüge in Gang setzen.

Lösungsorientierte systemische Aufstellungen

Wie schon der Name sagt, stehen hier nicht die Probleme mit ihren zum Teil dramatischen Empfindungen im Mittelpunkt der Arbeit, sondern es wird versucht, durch das Aufstellen der betroffenen Person und der möglichen Lösungen Klarheit zu schaffen und eventuelle Ängste abzubauen. Die betroffene Person wählt sich zum Beispiel aus der Gruppe eine Stellvertreterin für sich selbst und eine andere Person für ihr angestrebtes Ziel aus, das sie vielleicht bisher nicht verwirklichen konnte, zum Beispiel eine schöne Arbeit. Eine dritte ausgewählte Person könnte zum Beispiel die Angst vor Veränderung repräsentieren. Die Auswahl und Positionierung der Repräsentanten liegt hier allein beim Klienten, der Therapeut sollte in diesen Prozess nicht eingreifen, ihn höchstens mit Vorschlägen (zum Beispiel, die Positionen zu verändern) begleiten. Man geht hier davon aus, dass nur der Klient das Wissen besitzt, die passende Person und die ihr zugehörige Position in der Aufstellung zu finden, und er soll auch verantwortlich die passenden Positionsveränderungen veranlassen, bis sich das ganze stimmig anfühlt.

Systemaufstellungen dienen zunächst der Klärung von Beziehungen innerhalb von zwischenmenschlichen oder nicht-personalen Systemen. Durch das Aufstellen der involvierten Personen, Problemaspekte, Körperteile oder abstrakten Sachverhalte – wie beispielsweise Situationen – können die Strukturen und Verbindungen zwischen den einzelnen Elementen aufgedeckt und anschließend durch Stellungs- oder Prozessarbeit verändert werden. Der Klient hat die Möglichkeit, über die Visualisierung seines Problems eine neue Perspektive einzunehmen, zum Beispiel über die Betrachtung des Problems von außen oder die Äußerungen der Repräsentanten.

Die Visualisierung des Problems lässt sich mit der Rekonstruktion der eigenen Wirklichkeit gleichsetzen. Der Klient erstellt ein Abbild seiner Perspektive, welches er mit all seinen Sinnen erfahren kann. Dieses Bild wird während der Aufstellung infrage gestellt, Konflikte werden thematisiert, Strukturen des Systems aufgezeigt. Dieser Prozess lässt sich als Dekonstruktion der eigenen Wahrheit beschreiben, er geht der Konstruktion einer neuen Wahrheit voraus. Diese baut auf die vorhandenen Annahmen auf, erweitert sie aber hinsichtlich der neuen Erfahrungen.

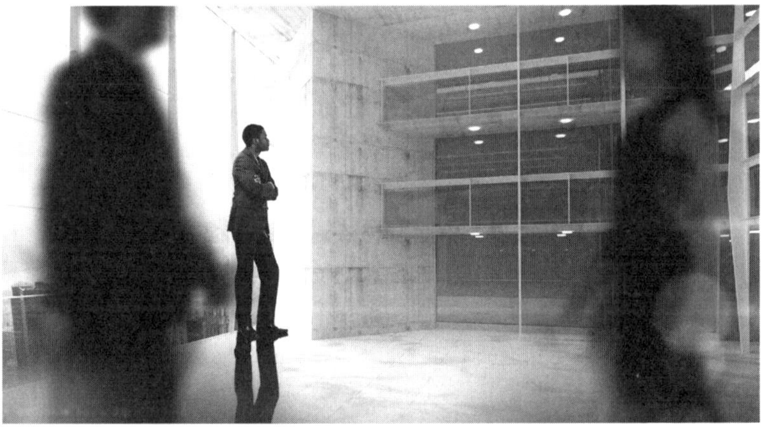

Sobald ein Mensch als Stellvertreter für eine andere Person den Platz im Raum einnimmt, kann er die Gefühle und Befindlichkeiten dieser Person wahrnehmen, selbst wenn diese schon verstorben ist oder er die Person gar nicht kennt. Das zeigt sehr deutlich, dass eine energetische Verbundenheit über Raum und Zeit hinweg existieren muss.

Organisationsberatung

Die systemischen Strukturaufstellungen haben sich zu einer beliebten Methode im Bereich der Organisationsberatung entwickelt, da sie zum einen auf die systemischen Gegebenheiten eingehen, andererseits die kreative und emotionale Seite der Klienten ansprechen. Wir alle leben ja nicht nur in Familienbeziehungen, sondern vor allem auch in den vielfältigsten Strukturen und Gefügen unserer Arbeitswelt. Viele Menschen verbringen inzwischen mehr Zeit im Büro als mit dem Partner oder der Familie. Zum Beispiel kann man eine Organisations-Strukturaufstellung zur Lösung von Problemen bei der Zusammenarbeit mit den Kollegen anwenden. In der klassischen Aufstellung mit Personen wählt und stellt der Klient hierbei zunächst seinen eigenen Repräsentanten auf und danach die Repräsentanten für seine Kollegen (möglichst in der Reihenfolge, in der sie in die Abteilung kamen). Diese fühlen sich in die jeweiligen Personen ein und antworten aus deren Perspektive. Anschließend kommentiert der Klient das entstandene Bild und die Äußerungen der Repräsentanten. Nach dem Umstellen der Repräsentanten und zum Beispiel nach der Würdigung der Systemälteren, die energetisch Vorrang vor den Jüngeren haben, fühlt sich am Ende meist für alle Beteiligten das neue Gefüge viel besser an.

Die Erfahrungen zeigen, dass Organisationsaufstellungen eine vielseitige Methode sind, die sowohl in kleinen als auch in großen Unternehmen mit unterschiedlichen Themen und Ansprüchen angewendet werden können. Die Themen der Aufstellung erstrecken sich über interne Angelegenheiten, die das Betriebsklima betreffen, bis hin zu Entscheidungsfindungen hinsichtlich des Personals oder der Produkte.

Organisationsaufstellungen können wir effektiv und mühelos auf dem Papier machen. Der energetische Ausgleich geschieht dann durch das Einzeichnen von Symbolen oder Worten an den Stellen, wo es Ausgleich und Harmonisierung braucht, über die Würdigung der Älteren oder Ausgeschiedenen bis hin zur Optimierung der gesamten Aufstellung auf dem Papier, indem zum Beispiel Konfliktthemen gefunden und bereinigt werden, die auf der ganzen Firma lasten. Es ist eine Arbeit, die ich sehr oft und gern durchführe. Letztendlich dient eine Bereinigung des geschäftlichen Feldes immer auch den privaten und familiären Beziehungen.

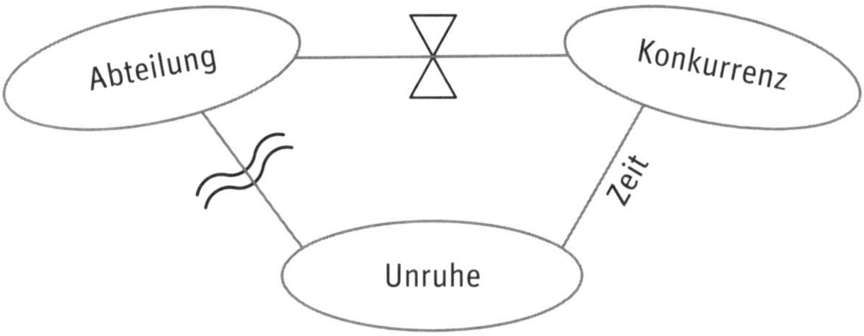

In der Marketingabteilung einer mittelständischen Firma herrschte zwischen zwei Vertriebsleitern seit geraumer Zeit eine zunehmende Spannung, die auf Konkurrenz um die leitende Position zurückzuführen war. Darunter litt die ganze Abteilung, was sich durch Unruhe und Unkonzentriertheit bei einem Großteil der Angestellten bemerkbar machte. Nach der Bereinigung des systemischen Feldes fand sich für einen der Vertriebsleiter eine andere Position innerhalb der Firma, und es kehrte wieder Ruhe und Zufriedenheit ein.

Aufstellungen für Schule und Kinder

Es ist schade, dass Systemaufstellungen im schulischen Bereich bisher nur wenig im Unterricht eingesetzt werden. Wenn, dann höchstens ziemlich selten im Rahmen der Schulpsychologie. Dabei kann die Aufstellungsarbeit für die Themen Schule, Kinder, Lehrer usw. allen Beteiligten einiges an Erleichterung verschaffen. Aufstellungen haben zwar schon den Weg in die Beratung und Therapie gefunden und beginnen, sich auch im Bereich der Organisationsberatung und Schule zu etablieren, doch hier gibt es noch einiges an Geduld aufzubringen, bis sich kind- und schülergerechte Vorgehensweisen ihren Weg bahnen. Kinder bzw. Schüler möchte man ja darüber hinaus nicht allzu heftigen Gefühlsprozessen aussetzen, eine Vorgehensweise à la Hellinger kann ich mir hier nur schwer vorstellen. Vor allem sowieso schon traumatisierte Kinder möchte man keiner Reaktivierung eines alten Traumas aussetzen. Dazu kommt, dass Kinder oft Themen und Probleme ihrer Eltern oder anderer Vorfahren tragen, sie tun das (unbewusst) aus der Liebe heraus. Wir Erwachsenen können sie auch nicht vorsorglich davor schützen, denn in dem Augenblick, wo wir merken, dass alles Behüten und Bewahren nicht funktioniert hat, reaktivieren die Eltern zum Teil alte Schuldgefühle bei sich selbst, und dies trägt nicht gerade zur Heilung des Gesamtsystems bei.

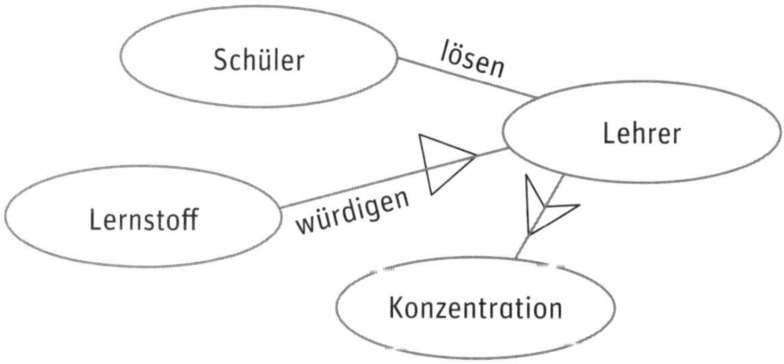

Die zwölfjährige Laura war immer öfter mit Bauchschmerzen krank und blieb deswegen der Schule fern. Sie klagte über Mobbing durch andere Schüler und »gemeine« Lehrer. Nach der Aufstellung auf dem Papier konnte sie wieder wahrnehmen, dass ihre Freundinnen nicht aufdringlich sein wollten, wenn sie sich erkundigten, wo sie denn gewesen sei, sondern echtes Interesse an ihr hatten. Auch die Lehrer konnte sie jetzt wieder besser in ihren Anstrengungen für Schüler und Schule würdigen.

Auch hier sehe ich das Entwickeln des Bildes bzw. des Themas auf dem Papier als eine äußerst wertvolle Technik an, die alle Bestandteile rund um Kind, Lehrer, Schule, Lernstoff usw. zusammenträgt, ohne groß Emotionen oder alte Traumata aufwühlen zu müssen. Die Kinder malen das Bild selbst mit, und es ist sehr schön zu beobachten, wie dadurch ihr Selbstbewusstsein wächst und sich Konflikte in der Schule wie von selbst auflösen – und die doofe Lehrerin plötzlich doch ganz nett ist.

Aufstellen des Wunders

Die Wunderfrage stammt ursprünglich aus der lösungsfokussierten Kurztherapie. Der Klient kann an seiner Antwort erkennen, dass es eine Lösung für das Problem gibt, die nur noch darauf wartet, angegangen zu werden. Nach einer kleinen Einleitung fragt die Beraterin die Repräsentanten:

»Angenommen in dieser Nacht passiert ein Wunder, und das Wunder wäre, dass alle Probleme, weswegen Sie hierhergekommen sind, auf einen Schlag gelöst sind, einfach so. Woran würden Sie morgen Früh merken, dass dieses Wunder eingetreten ist? Was wäre für Sie anders? Was wäre an Ihrem Arbeitsplatz anders? Bemerkt das Wunder außer Ihnen noch jemand? Wie wären die Reaktionen auf Ihr verändertes Verhalten?«

Die Repräsentanten berichten nun der Reihe nach von ihren Gedanken und Vorstellungen, wie zum Beispiel die Arbeit in der Abteilung nach dem Eintritt des Wunders aussehen könnte oder wie sich die familiäre Szene verändern würde. Die Teilnehmer äußern zum Beispiel, dass sie wieder viel fröhlicher wären, ausgeglichener, freier und so weiter. Der Fokus bei der Wunderaufstellung liegt darauf, dass die Teilnehmer ein besseres Gefühl bekommen, wenn sie die vorher belastenden Situationen aus dieser neuen Vorstellung heraus anschauen. Vor allem der Druck von außen wird meist deutlich geringer, die Beziehungen zu Kollegen verbessern sich, und das Handeln der Familienmitglieder kann viel gelassener hingenommen werden.

Wunderaufstellung mithilfe von Symbolen

Das Aufstellen des Wunders ist die einzige Form der systemischen Arbeit, die ich auch gern mit »echten« Menschen mache. Es geht hier darum, das wunderbare positive Gefühl eines erfüllten Wunsches ganz annehmen und mit sich selbst verschmelzen zu können. Denn wenn ich mir etwas wünsche, es aber nicht mit Gefühl anreichern kann, wird die Energie wohl kaum stark genug sein, dass der Wunsch jemals in Erfüllung geht. So gehe ich dabei vor:

Vorbereitung

Ich weiß, wie viele Teilnehmer kommen werden, und stelle entsprechend viele Stühle in Kreisform oder U-Form auf. Dann frage ich mit einem Testsystem (Tensor, Pendel, kinesiologisch), wie viele Karten (= Heilimpulse) ich jeweils auf den Stühlen verteilen soll – meist sind dies zwei bis vier Karten, zum Beispiel aus dem Kartenset »Medizin zum Aufmalen«, aus »Heilen mit Seelencodes« oder der »Homöopathischen Symbolapotheke«. Sie können aber auch andere Karten benutzen, zum Beispiel Engelkarten, Farbkarten, Krafttierkarten oder was Ihnen sonst sympathisch ist. Die Karten dienen lediglich als stellvertretende Energien, die helfen sollen, das Wunder zu verwirklichen. Die einzelnen Karten teste ich nicht aus, sondern lege sie einfach nacheinander verdeckt (mit der Rückseite nach oben) auf die einzelnen Stühle, ohne sie anzuschauen. Wenn sich später die Teilnehmer ihre Stühle auswählen, werden sie automatisch den »richtigen« Platz einnehmen. Die Karten verbleiben zunächst einmal bei den Teilnehmern, ohne dass über deren Bedeutung gesprochen wird.

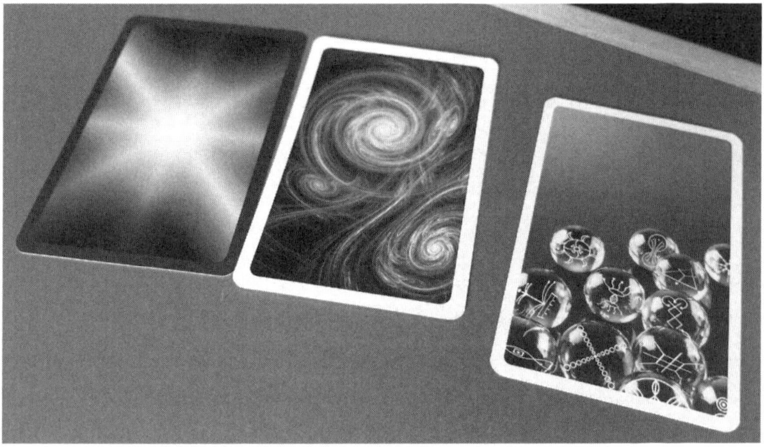

Bevor die Teilnehmer einer Familienaufstellung den Raum betreten, habe ich schon die Kartensets ausgetestet, die bei den Aufstellungen »dabei sein« möchten, und jeweils eine Karte aus jedem Kartenset mit der Rückseite nach oben auf die Stühle gelegt.

Einstimmung mit einer Meditation

Die Aufstellung beginnt, nachdem alle auf ihren Stühlen sitzen und ihre Karten z. B. erst einmal unter den Stuhl gelegt haben, mit einer kleinen Meditation: »Lasse deinen Atem zur Ruhe kommen, und sei ganz bei dir, ganz im Hier und Jetzt. Atme, komme zur Ruhe ... Stelle dir vor, wie du morgen Früh aufwachst und dein Wunder ist geschehen. Es ist das geschehen, was du dir schon so lange gewünscht hast. Jetzt ist es einfach da, einfach so! Dein Wunder ist geschehen, es ist in Erfüllung gegangen. Schau dir dein Wunder an; wie sieht es aus, was hat sich verändert, deine Familie, deine Umgebung, dein Haus, deine Arbeit? Alles, was du dir vielleicht schon seit so langer Zeit gewünscht hast, ist jetzt da. Und fühle ... fühle, wie es dir jetzt geht. Wie fühlst du dich, jetzt, da dein Wunder geschehen ist? Frei, glücklich, erleichtert, sicher, zufrieden, leicht, stark? Schreibe dieses Gefühl möglichst in einem Wort auf einen Zettel, nachdem ich dich aus dieser Meditation wieder herausgeholt habe.«

Durchführung der Wunderaufstellung

Und so geht es weiter:

»Wer möchte damit beginnen, sein Wunder aufzustellen? Dagmar, wie heißt dein Wunder?« »Freiheit – ich fühle mich absolut frei, nachdem mein Wunder geschehen ist.«

»Bitte wähle nun eine Person aus dem Teilnehmerkreis, die stellvertretend für dich stehen soll.« Dagmar wählt. Die Person steht auf und stellt sich an eine beliebige Stelle im Raum.

»Nun, Dagmar, wähle bitte eine Person, die für dein Wunder stehen soll.«

Dagmar wählt eine Person aus dem Teilnehmerkreis, die für »Freiheit« stehen soll. Auch diese stellt sich an einer beliebigen Stelle im Raum auf. Dagmar selbst bleibt auf ihrem Stuhl sitzen und wird die Aufstellung mit den beiden Stellvertretern beobachten. Schon die Positionen von Wunsch und Stellvertreter von Dagmar sagen einiges darüber aus, wie zusammengehörig sich die beiden im Augenblick fühlen. Stehen sie weit auseinander oder nahe zusammen? Schauen sie sich an, oder blickt jeder in eine andere Richtung? Ist da überhaupt eine Verbindung spürbar?

Fragen des Aufstellungsleiters an die beiden Stellvertreter

»Freiheit – wie geht es dir im Augenblick? Wo würdest du dich im Moment von deinem Freiheitsempfinden her auf einer Skala von 0 bis 10 einschätzen, wenn 0 für absolut nicht frei steht, 10 für absolut frei und 5 so in der Mitte.«

Die meisten Wunder schätzen sich anfangs zwischen 2 und 6 ein, sind also alle zu Beginn nicht im Optimum. Die Aufstellung dient ja dazu, das Optimum zu erreichen.

Der Aufstellungsleiter fragt jeweils nach den Gefühlen bzw. Befindlichkeiten der beiden stellvertretenden Personen, zum Beispiel: Frage an die Stellvertreterin von Dagmar: »Wie fühlst du dich im Augenblick, Dagmar?«

Die Antwort: »Mir ist schlecht, und ich möchte am liebsten einfach aus dem Fenster schauen.«

Der Aufstellungsleiter mischt sich zu keinem Zeitpunkt mit Meinungen ein, sondern bietet lediglich Vorschläge an, sich einander annähern zu können.

Frage an die Stellvertreterin von Dagmar: »Dagmar weißt du, dass dort hinten die Freiheit steht?«

»Ja, schon irgendwie, das ist mir aber egal.«

Ich wende mich an die Freiheit. »Freiheit, wie geht es dir damit, wenn Dagmar das sagt?«

»Da werde ich traurig, und die Skala sinkt auf 2.«

»Freiheit, magst du dir jemand aus der Gruppe dazuholen, damit es dir besser geht?«

Das Gleiche sage ich zur Stellvertreterin von Dagmar. Beide holen sich jemanden aus der Gruppe und positionieren diese Personen neben sich, hinter sich oder wohin sie sie sonst haben möchten. Meist fühlt sich das für beide Stellvertreter jetzt schon besser an. Dann werden die Stellvertreterin von Dagmar und die Freiheit aufgefordert, sich anzusehen und zu spüren, ob sie jetzt ein Stück aufeinander zugehen möchten. Jeweils dann, wenn es nicht weitergeht, können beide Personen einen oder mehrere Helfer aus den Teilnehmerreihen dazu holen und an der Stelle positionieren, die ihnen angenehm ist. Der Aufstellungsleiter ermuntert immer mal wieder dazu, sich anzuschauen, auszusprechen, wie man sich fühlt bzw. wo auf der Skala von 0 bis 10 man sich im Augenblick befindet – und sich zu überlegen, ob nicht ein weiterer Schritt aufeinander zugemacht werden kann. Ziel ist es, dass sich Stellvertreter und Wunder am Schluss vereinen. Meist geschieht das mit einer Umarmung.

Schlussworte

Das Ende der Aufstellung ist dann erreicht, wenn sich das Wunder mit der stellvertretenden Person vereinen kann; das fühlt sich sehr gut an. Ich unterstütze den Prozess mit den Worten:

»Vereint euch jetzt von Herz zu Herz. Dagmar und Freiheit sind eins, Freiheit und Dagmar sind eins. Spürt, wie die Energie in euren Herzen zusammenfließt, öffnet eurer Herz ganz für diesen Prozess, Dagmar, nimm die Freiheit in deinem Herzen und in deinem ganzen stofflichen und feinstofflichen Organismus vollständig auf.« Sie können auch Ihre eigenen ermutigenden Worte benutzen.

Dann lösen sich die beiden Stellvertreter meist sehr zufrieden, tief berührt oder glücklich voneinander.

Übergabe der Energien an den Aufstellenden

Nach der Vereinigung bitte ich nun die Person, die in der Aufstellung die Rolle für Dagmar übernommen hatte, zur »echten« Dagmar hinüberzugehen (die echte Dagmar steht von ihrem Stuhl auf). Sie stehen sich gegenüber und können sich auch die Hände reichen oder sich umarmen. Die Stellvertreterin von Dagmar übergibt nun Dagmar alles, was sie in dieser Aufstellung für Dagmar erledigt hat, und Dagmar ist bereit, dieses komplett in sich aufzunehmen.

»Übergib nun bitte Dagmar alles, was du für sie erledigt hast, und, Dagmar, nimm es nun komplett auf und an, es ist ganz deines! Zu 100 Prozent.«

Warten Sie, bis Sie das Gefühl haben, dass die Energie – hier das Gefühl der Freiheit – ganz aufgenommen bzw. integriert wurde. Danach können Sie, je nachdem wie viel Zeit Sie haben, noch Gefühle und Wahrnehmungen abfragen bzw. sich berichten lassen, wie die Beobachterin, also die »echte« Dagmar, den Prozess während der Beobachtung ihrer Stellvertreterin und des Wunders empfunden hat. Wichtig: Alle Stellvertreter gehen am Ende aus ihren Rollen heraus.

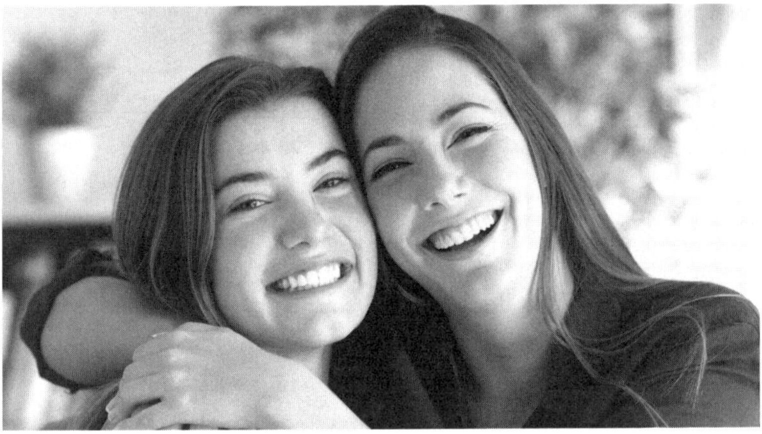

Am Ende der Aufstellung übergibt der Stellvertreter der »echten« Person die erlösten Energien bzw. das, was in der Aufstellung gelöst wurde, von Herz zu Herz. Ein berührender Vorgang, der für beide deutlich spürbar ist.

Testung der Symbolenergien

Zu Beginn hatten wir ja einige Karten mit Symbolen, Worten oder andere Karten auf die Stühle gelegt. Es war kein Zufall, welcher Teilnehmer sich auf welchen Stuhl gesetzt hatte. Dem Resonanzgesetz entsprechend ziehen Energien denjenigen am meisten an, der am besten dazu passt. Wenn nun der Stellvertreter oder das Wunder oder beide einen Helfer aus den Reihen der Teilnehmer dazu bitten, zum Beispiel dann, wenn der Prozess des Sich-aufeinander-Zubewegens stockt, dann repräsentiert diese Person für diesen Augenblick die Energien der Karten auf ihrem Stuhl.

Am Ende der Aufstellung frage ich deshalb noch mal ab, welche Personen als Helfer dazugenommen worden waren und welche Karten auf ihren Stühlen lagen. Ich bitte sie, die Karten hochzuhalten, damit alle Teilnehmer sie sehen können. Mit dem Tensor teste ich dann, ob Dagmar die Karten noch eine Zeit lang benötigt und welche Karten bzw. Energien das sind. Meistens werden nicht alle Karten benötigt, aber einige schon. Dann frage ich, was mit der einzel-

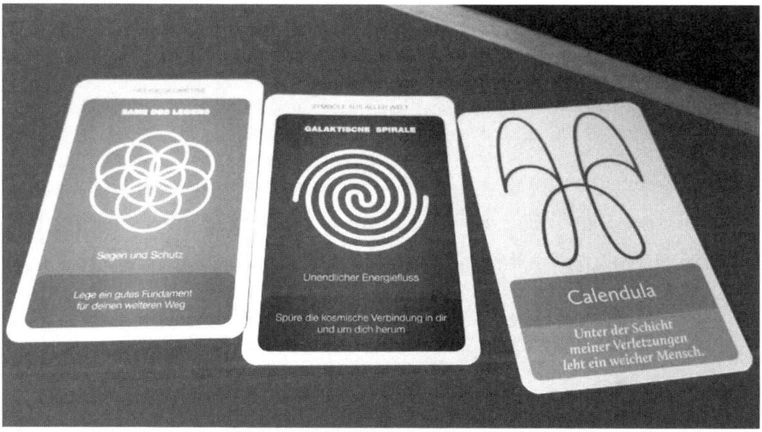
Segen und Schutz
Lege ein gutes Fundament für deinen weiteren Weg
GALAKTISCHE SPIRALE
Unendlicher Energiefluss
Spüre die kosmische Verbindung in dir und um dich herum
Calendula
Unter der Schicht meiner Verletzungen lebt ein weicher Mensch.

Im Laufe der Aufstellung kann es sein, dass energetische Helfer benötigt werden, damit ein weiterer Lösungsschritt möglich ist. Die im Raum stehenden Personen wissen intuitiv, auf welchem Stuhl sich die jeweils hilfreichen Karten befinden, und dürfen diese zu sich holen.

nen Karte jeweils geschehen soll: Soll sie noch unter Dagmars Stuhl liegen (wie lange?), soll Dagmar sie auf Wasser oder leere Globuli speichern, soll sie mithilfe der Vorstellung in Dagmars Aura hineinfließen oder noch einige Stunden oder Tage an einem bestimmten Ort liegen? So wirken dann die Helferenergien noch einige Zeit für Dagmar weiter, bis sich die Energie des Wunders in Dagmars Ganzheit integriert hat.

Wunderorientierte Systemaufstellungen machen dem Klienten deutlich, dass es eine Lösung für sein Wünschen und Sehnen gibt, wenn er sich selbst einbringt und Schritte in Richtung der Verwirklichung des Themas macht.

Warten, dass das Wunder von selbst kommt, ist eher nicht sinnvoll. Geben und Annehmen-Können ist hier – wie überall im Leben – sehr wichtig. Es gibt eine Lösung für jedes Problem und Hilfen auf dem Weg, wie hier zum Beispiel in Form von Symbolenergien oder ermutigenden Worten. Aber es liegt an der Person selbst, im Anschluss an die durch die Aufstellung geklärten Faktoren die notwendigen Schritte zu unternehmen. Die Erkenntnis, worum es geht, wird in der Aufstellung vermittelt – der Rest unterliegt dem freien Willen und der Entscheidung des Betroffenen. Die Wunderaufstellung fördert ebenso den Abbau von Hemmungen, Schuldgefühlen oder anderen Barrieren sowie den Aufbau eines gesunden Selbstwerts, basierend auf den natürlichen Ressourcen des Klienten.

Kombinationsmöglichkeiten mit anderen Methoden

Systemaufstellungen können in der Praxis ganz wunderbar mit den verschiedensten therapeutischen oder Coaching-Methoden kombiniert werden. Sie sind immer eine wertvolle Ergänzung oder können auch allein schon sehr viel auf den Weg bringen. Auch können verschiedene systemische Methoden miteinander verbunden werden, womit dem Klienten vielfältige neue Perspektiven eröffnet werden und es ihm auch immer mehr möglich sein wird, sich empathisch in andere Menschen hineinzuversetzen – was nicht immer selbstverständlich ist. Erst ein durch die Aufstellungsarbeit vorbereiteter »offener vorurteilsfreier Beobachtungsstil« ermöglicht ihm eine nicht wertende Betrachtung des Verhaltens anderer im Kontext der Gesamtsituation.

Wenn ich für Klienten wiederholt Aufstellungen auf dem Papier mache, bemerke ich, dass dies zur Entwicklung eines besseren und erfolgreicheren Kommunikationsstils mit den Mitmenschen führt, der sich durch eine immer höhere Kompetenz im Umgang mit den Lebewesen und mit sich selbst auszeichnet. Letztendlich kann sich daraus ein Beziehungsstil entwickeln, der sich besonders durch

Achtung, Wertschätzung und Unterstützung für andere Lebewesen empfiehlt.

Bei der Kombination der Systemaufstellungen mit anderen Methoden gibt es verschiedene Möglichkeiten. Einerseits können sie wie alle systemischen Techniken in Verbindung mit den klassischen psychologischen oder pädagogischen Methoden zur Verbesserung jeglicher Beziehungsebene eingesetzt werden. Beispielsweise wenn ein zwischenmenschliches Problem das Klima in einer Gruppe stört oder echte tiefe Beziehungen unmöglich macht. Systemaufstellungen sind aber auch für die eigene Biografiearbeit äußerst wertvoll. Ohne viel Aufwand können Probleme aus der persönlichen Vergangenheit aufgedeckt werden, und die Suche nach sinnvollen Lösungen wird möglich. Wobei Biografiearbeit für mich auch heißt, dass Ursachen in früheren Inkarnationen des Betroffenen gefunden und gelöst werden können, wenn sie das aktuelle Leben behindern.

Anwendungsbereiche von Systemaufstellungen

Die Methode der Systemaufstellung zeichnet sich durch eine breite Vielfalt an Anwendungsbereichen aus. Ursprünglich in der Familientherapie entwickelt, werden Aufstellungen heute auch in Schulen, Organisationen oder im kreativen Bereich zur Klärung von Beziehungen oder auch Inhalten durchgeführt. In Organisationen stellen die Aufstellungen eine Methode der systemischen Organisationsberatung dar und können zur Klärung von zwischenmenschlichen Beziehungen, zum Beispiel bei Problemen mit den Kollegen oder dem Vorgesetzten, genutzt werden. Ein weiteres Feld ist die Aufstellung von Organisationsstrukturen oder die Klärung weiterer, die Organisation des Betriebes betreffenden Probleme, wie beispielsweise Personalfragen oder Umstrukturierungsmaßnahmen. Auch in diesen Fällen handelt es sich bei der Aufstellung um ein Element der Beratung. In der Therapie oder Beratung können Aufstellungen als Eingangsmethode genutzt werden, um eine Visualisierung des Problems zu erstellen, die als Ausgangslage für weitere Interventionen dienen kann.

Weitere Kriterien, die den Einsatz systemischer Methoden als Ergänzung zu den herkömmlichen Lernmethoden befürworten, sind das »Kriterium der Erhöhung des Selbstwerts« und das »Kriterium der Verbesserung der Beziehungen«.

Eine Systemaufstellung kann dazu genutzt werden, einen Außenseiter in eine Gruppe zu integrieren, indem zunächst die Beziehungen der Gruppenmitglieder aufgezeigt werden und anschließend eine Lösung gefunden wird. Die Repräsentanten lernen eine neue Perspektive kennen und können sich so in andere Personen hineinversetzen, während dem vorherigen Außenseiter die Verstrickungen im System deutlich werden. In der Folge entsteht durch den reflektierten Umgang der Gruppenmitglieder miteinander eine neue Beziehungsqualität.

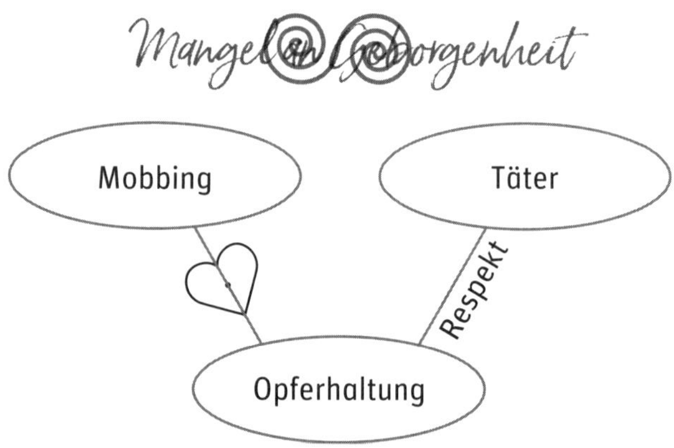

Der achtjährige Franz wurde durch seine Mitschüler gehänselt und sogar auf dem Schulweg verfolgt. Die Mutter nahm wahr, dass der Junge zunehmend in sich gekehrt war. Erst nach einigem Drängen gab er zu, dass er unter Druck gesetzt und verfolgt wurde. Im systemischen Feld zeigte sich, dass er sich in einer starken Opferhaltung befand, die von dem alten Thema »Mangel an Geborgenheit« herrührte. Nach der Auflösung dieses Themas mit der Doppelspirale ließen die »Täter« von ihm ab.

Organaufstellungen

Als Heilpraktikerin habe ich den Wert der Aufstellungsarbeit auch bei der Behandlung von körperlichen Symptomen bzw. Erkrankungen erfahren und schätzen gelernt. Ist ein Organ erkrankt, macht es keinen Sinn, spezifisch nur dieses eine Organ zu betrachten und zu behandeln, so wie wir das in unserer Gesellschaft vom Prinzip der Fachärzte gewöhnt sind: Kardiologen behandeln das Herz, Phlebologen die Gefäße, Urologen die Ausscheidungsorgane, Neurologen die Nerven, Psychiater emotionale Themen. Für alles gibt es Spezialisten, während die guten alten breit ausgebildeten Hausärzte langsam aussterben. Das betroffene Organ ist aber vor allem ein »systemischer Zeiger« für ein unharmonisches Geschehen im Körper bzw. für eine Dissonanz auf ganzheitlicher Körper-Seele-Geist-Ebene. Es ist verbunden mit einer Vielzahl von anderen Organen und Organsystemen, mit anderen körperlichen Funktionskreisläufen sowie mit emotionalen und geistigen Strukturen – und unter Umständen auch mit einem größeren übergeordneten Bewusstsein. In Organaufstellungen werden die verborgenen oder verdrängten Aspekte der Erkrankung aufgedeckt und dadurch die für den Klienten bislang unsichtbaren Faktoren und Zusammenhänge deutlich gemacht. Aus diesem erweiterten Verständnis heraus kann auch ein neuer Weg der Behandlung eingeschlagen werden, der auf sinnvolle Weise allen beteiligten Faktoren gerecht wird. Wenn die Balance des Gesamtsystems wiederhergestellt ist, kann die Selbstheilung geschehen.

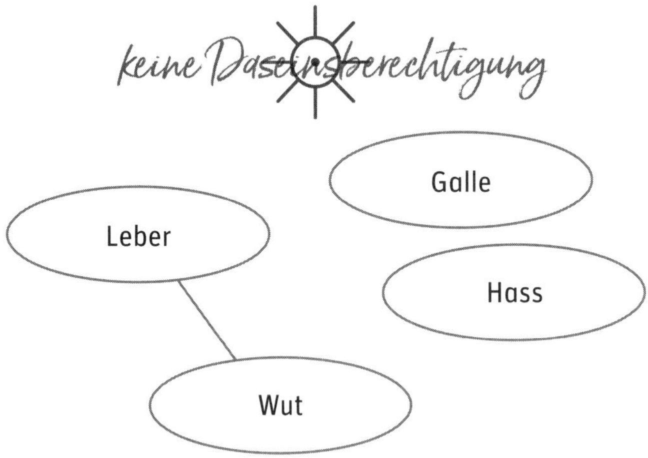

Karolin litt an Gallensteinen, die ihr zunehmend Druckschmerzen im Bauchbereich verursachten. Wegen ihres Übergewichts wollten die Ärzte aber ungern operieren. Beim Abfragen der Organe-Testliste zeigte sich, dass auch die Leber mit auf das Blatt geschrieben werden sollte sowie das Wort »Hass«. Leber und Galle wollten aber keinen Verbindungsstrich eingezeichnet haben, was darauf hindeutet, dass die beiden Organe in ihrer Funktion nicht optimal zusammenarbeiteten. Nach Bereinigung des alten Blockadenthemas »keine Daseinsberechtigung« schaffte es Karolin relativ schnell abzunehmen, und es fand eine problemlose Gallenblasenoperation statt.

TEIL 2

Die neue Zeit

FAMILIENSTELLEN UND QUANTENPHYSIK

Heute im digitalen Zeitalter der allumfassenden Vernetzung und gefühlt unendlichen Kommunikationsmöglichkeiten hat sich das relativ enge Verständnis der systemischen Arbeit der Pioniere schon längst überholt. Wenn wir einen Mausklick tun, dann wissen wir zwar, dass sich wohl Tausende Einzelprozesse und Rechenvorgänge im Hintergrund abspielen, aber garantiert nicht, welche genau. Das müssen wir ja auch gar nicht wissen, solange wir unsere Vorgänge störungsfrei erledigen können und alles berechenbar funktioniert. Wenn sich ein Fehler im System einschleicht, merken wir das an Einschränkungen der Funktionalität. Wenn sich der Fehler mehr Raum nimmt, dann kann es im schlimmsten Fall auch zum Komplettausfall kommen. Nichts geht mehr. Jetzt ist guter Rat teuer, und ein Experte muss her, der die Ursache findet und möglichst schnell behebt, sodass wir so weitermachen können wie gewohnt.

Sie kennen das sicherlich sehr gut aus eigener Erfahrung: Der eine IT-Spezialist vermutet die Ursache in einer veralteten Software, der andere in einer zu schwachen Rechnerleistung, ein Dritter in etwas, dessen Name Sie schon gar nicht übersetzen können. Ein Arzt sieht die Ursache Ihrer Kopfschmerzen in Ihrem zu hohen Blutdruck, ein Zweiter in Ihren schlechten Ernährungsgewohnheiten, ein Dritter in Ihren schlechten Leberwerten. Wer hat hier recht? Kennt sich keiner gut genug in seinem Fachgebiet aus? Oder haben alle recht? Und was machen Sie jetzt mit diesen »Ergebnissen«?

Ich fühle mich deswegen so wohl mit den Möglichkeiten der systemischen Arbeit, weil ich hier alle relevanten Faktoren finden und berücksichtigen kann. Alle Kinder einer Familie sitzen hier sozusagen an einem Tisch, und dann können wir uns miteinander verständigen, wie allen am besten gedient ist, sodass am Ende jeder Lust hat, wieder optimal für das Gesamtsystem zu wirken. Wenn wir ein Kind ausschließen, entweder weil wir es nicht mögen oder weil wir nicht einmal wissen, dass es dieses überhaupt gibt, dann können wir auch nicht dafür sorgen, dass die Familie energetisch vollständig ist. Und etwas, das unvollständig ist, kann niemals zu 100-prozentiger Leistungsfähigkeit gelangen.

Die Ursache ist keine Linie, sondern ein Feld

Die wichtigste Erkenntnis der Quantenphysik aus Versuchen wie dem sogenannten Doppelspaltversuch heißt: Wir leben in einem Feld der Möglichkeiten. Nicht ein bestimmter Faktor oder eine Person in der Familie oder der Abteilung einer Firma ist an einem unliebsamen Zustand »schuld«. Welche Möglichkeit in unserem Leben jeweils verwirklicht wird, hängt davon ab, was wir denken und erwarten und in welche Richtung wir die Energie unserer Gedanken bewusst oder unbewusst steuern. Ob sich also unser Schicksal oder bestimmte Ereignisse in unserem Leben positiv oder negativ entwickeln, hangt von uns selbst ab. Das sind bahnbrechende Erkenntnisse. Denn damit sind wir dem Schicksal nicht mehr machtlos ausgeliefert, sondern wir können mithilfe unseres Bewusstseins das Ruder übernehmen. Das Dumme ist nur, dass wir dann auch Verantwortung für das übernehmen müssen, was uns im Leben widerfährt. Wir sind also auch für unsere Gesundheit, unsere Krankheit, unser Wohlbefinden oder Missempfinden mitverantwortlich und auch für unliebsame Situationen in unserem Leben. Niemand kann uns diese Verantwortung abnehmen, und niemand hat Schuld an dem, was wir erleiden oder erdulden müssen.

Im morphogenetischen Feld hat der Geist keine Grenzen

Der Forscher Rupert Sheldrake entwickelte im Gegensatz zur gewöhnlichen Meinung der etablierten Hirnforscher, dass Denken im Gehirn stattfinde, die Hypothese, dass es ein universelles »Gedanken- oder Bewusstseinsfeld« gibt, in dem alle jemals gedachten Gefühle und Emotionen gespeichert sind und hier auch für alle Menschen und lebenden Organismen abrufbar sind: das sogenannte morphogenetische Feld.

Nach dieser Hypothese hat das morphische Feld durch seinen Informationsgehalt entscheidenden Einfluss auf jegliche Form der Erde bzw. Schöpfung, auch darauf, wie der einzelne Mensch aussieht oder was ihm im jeweiligen Lebensabschnitt geschieht. Dies nannte Sheldrake das »Gedächtnis der Natur«. Zwischen allen Schöpfungen innerhalb der Natur gibt es bestimmte Rückkoppelungsmechanismen, eine sogenannte »morphische Resonanz«, die zu Veränderungen im morphischen Feld führen. Wenn zum Beispiel 90 Prozent aller Menschen denken, dass die katholische Kirche überhaupt keinen Einfluss mehr auf ihr Leben habe, dann würde das auch in der Realität keinen Einfluss mehr auf unseren Alltag haben. Im Mittelalter ist es zum Beispiel undenkbar gewesen, aus der Kirche auszutreten, während heute immer mehr Menschen nicht nur mit dem Gedanken spielen, sondern es auch tatsächlich tun.

Einer von Sheldrakes Belegen war die Arbeit des Forschers William McDougall von der Harvard-Universität, der in den 1920er-Jahren die Fähigkeit von Ratten, den Weg aus Labyrinthen herauszufinden, entdeckt hatte. Er stellte fest, dass Ratten, nachdem andere vor ihnen das Labyrinth erlernt hatten, schneller durch es hindurchfanden. Zunächst hatten die Ratten 165 Fehlversuche, bevor sie ohne Fehler durch das Labyrinth fanden. Nach einigen

Generationen waren es nur noch 20 Fehlversuche. Sheldrake sah darin den Beweis für die Existenz eines lernfähigen Feldes, auf das die Nachkommen der Ratten zurückgreifen konnten.

Nach Sheldrake ist das morphische Feld das ordnende Prinzip des ganzen Universums, vom kleinsten Atom bis zum komplexen Organismus auch sozialer Gemeinschaften, Planetensysteme und Galaxien.

Seinen Forschungen verdanken wir den Blick auf die Ganzheit, wie wir sie in der gesamten Natur feststellen können und die wesentlich mehr ist als die Summe ihrer Teile. Dank der morphischen Felder können alle Lebewesen und Dinge weltweit miteinander in Verbindung treten. Durch sie sind telepathische und andere übersinnliche Fähigkeiten möglich, behauptet Rupert Sheldrake. Statistisch nachgewiesen wurde in unzähligen Computermessungen, dass bei herausragenden Ereignissen, wie beim Tod von Prinzessin Diana oder zu Beginn des Golfkrieges 1991, auffällige, stark abweichende Ergebnisse vom Normalen zu verzeichnen waren; und zwar immer dann, wenn durch die internationale Medienvernetzung Tausende von Menschen weltweit gleiche oder ähnliche Emotionen bzw. Gedanken hatten (zum Beispiel Angst oder Schock). Diese Emotionen gehen höchstwahrscheinlich ins morphogenetische Feld ein und beeinflussen uns sehr stark, ob wir das wollen oder nicht. Mit Sheldrakes Theorien erklären sich viele Phänomene, die von der etablierten Wissenschaft negiert werden, zum Beispiel Telepathie bei Tieren, die Wirkung von Gebeten, telepathische Verbindung zwischen Müttern und Kindern oder auch Gedankenübertragung, wenn man gerade vorhat, jemanden anzurufen: Das Telefon klingelt in eben diesem Moment und die besagte Person ist am Telefon; oder die Katze ist genau dann weg, wenn man mit ihr zum Tierarzt gehen will etc.

Unser Bewusstseinsfeld, unser Geist und unser ganzes Sein ist anscheinend ein grandioser, andauernder schöpferischer Prozess, in dem eine unermesslich wunderbare Kreativität am Werk ist, die in jedem Moment für alle lebendigen Wesen zur Verfügung steht und mit der wir uns in ständiger Interaktion und Rückkoppelung befinden.

Andere große Forscher und Physiker bezeichneten dieses Phänomen mit »Gott«.

So wissen wir jetzt, dass unser Geist weit mehr ist als die Aktivität unseres Gehirns, die nicht nur auf das Innere unseres Kopfes beschränkt bleibt, sondern sich über die ganze Erde und hinaus ins unendliche Universum ausbreitet. Denken Sie einmal darüber nach, was das bedeutet, wenn man aufgrund dieser Tatsache entscheidet, ob noch eine Gehirntätigkeit messbar ist oder nicht, wie zum Beispiel bei der Organentnahme zum Zweck der Transplantation. Zahlreiche Menschen, die Nahtoderfahrungen hatten, berichten von klaren Gedanken und Erinnerungen, während ihr Gehirn schulmedizinisch schon tot war. Etliche wussten nach ihrem Nahtod-Erlebnis Dinge, die sie nicht wissen konnten. Das alles deutet darauf hin, dass Bewusstsein außerhalb des physischen Körpers und unabhängig vom Gehirn existieren kann.

Was bedeutet das morphische Feld für systemische Aufstellungen?

Die Erkenntnisse der Quantenpyhsik und die Theorie des morphogenetischen Feldes zeigen vor allem eines sehr deutlich: Wir leben, lieben und arbeiten in einer verbundenen Welt! Ich bin in jeglicher Beziehung mit vielen anderen Menschen, Lebewesen, Einflüssen und einer theoretisch unendlichen Anzahl an mir bekannten und vor allem nicht bekannten Faktoren verbunden. Und umgekehrt alle anderen auch mit mir! Wenn ich für eine bestimmte Angelegenheit das Werkzeug der systemischen Aufstellung benutze und hier Veränderungen im systemischen Feld vornehme, dann wirkt das automatisch und unweigerlich auf alle anderen Beteiligten mit ein – auch auf jene, von denen ich das gar nicht möchte. Verhindern kann ich dies aber auch nicht. Es ist aber auch völlig in Ordnung, dass dies so ist! Die Veränderungen, die ich im Feld vornehme, wirken auf mich zurück, wie ein Echo, das ich in den Wald hineinrufe. Das Feld selbst nimmt hier keine Wertungen vor, was ich in den Wald hineinrufe, ob etwas Negatives oder Positives, ist ihm reichlich egal, denn es wertet nicht.

Wir aber können kraft unseres freien Willens und unseres Bewusstseins wählen, ob wir das gesamte Feld und damit auch uns selbst immer weiter mit manipulativen, egoistischen Gedanken und Aktionen auffüllen wollen oder zugunsten von allen und allem immer mehr mit liebevollen, friedlichen und für alle Beteiligten nährenden positiven Impulsen.

Aus dieser Haltung heraus wird es schwierig sein, systemische Aufstellungen dazu benutzen zu wollen, um Ego-gesteuerte Ziele, wie zum Beispiel »mehr Erfolg als mein Mitbewerber« oder »begehrenswerter sein als meine Konkurrentin«, zu erreichen. Das wäre Manipulation in eine einseitige Richtung, ein gesundes Feld aber ist immer ausgewogen und in Balance. Dies ist die gedankliche Grundvoraussetzung, wenn Ihre Aufstellungen erfolgreich sein sollen; sie sind immer auf bestmöglichen Erfolg für alle Beteiligten ausgelegt! Neid, Konkurrenzdenken und Angst haben hier keinen Platz.

Wenn wir wissen, dass wir mit unserem Denken und Fühlen, mit unserem Willen und unserer Absicht, sprich mit unserem Bewusstsein, etwas sehr Mächtiges in das allumfassende Feld hineinbringen können, dann müssen wir uns auch bei jeder systemischen Arbeit fragen, was wir eigentlich als Ziel und Sinn im Leben definieren – jenseits der individuellen Wünsche nach Erfolg, Anerkennung, Größe und Macht.

Ist es nicht die tiefe Sehnsucht nach Zugehörigkeit, Frieden, Liebe und dem Spüren eines erfüllenden Sinns in unserem Leben, das uns Menschen letztendlich glücklich machen kann? Was nützt der beste Lottogewinn, wenn ich nicht in der Lage bin, diesen auf eine Weise zu nutzen, die mir friedvolle, freudvolle und liebevolle Gefühle einbringt. So lasst uns auch bei allen im »realen« Leben verständlichen und nachvollziehbaren Wünschen und Zielen, die wir mit jeder einzelnen Familienaufstellung erreichen möchten, wieder an einen tieferen Sinn erinnern und diesen nähren, indem wir die systemische Arbeit auch im Sinne des Kollektivs und des globalen Friedens tun. Erfolgreiche systemische Arbeit bedeutet, jedem einzelnen dazu gehörigen Anteil bzw. Faktor Genüge zu tun, so wie auch mir selbst. Über eine harmonische Einzelaufstellung tragen wir mit diesem tieferen Verständnis gleichzeitig und automatisch auch immer dem größeren Feld Genüge. Immer darf hier das Wir im Vordergrund stehen, selbst wenn der Ausgangspunkt des Projekts ein relativ »egoistisches« Motiv ist, wie zum Beispiel mehr Geld zu verdienen, was im Übrigen überhaupt kein Problem darstellt, weil im Laufe der Aufstellungsarbeit auf dem Papier durch das Einbringen von harmonisierenden Impulsen auch egoistische Motive mit ausbalanciert werden.

Versuchen Sie ab und zu eine Aufstellung auf dem Papier mit einem kollektiven Thema, das natürlich immer auch Sie selbst persönlich betreffen kann. Überlegen Sie sich die Faktoren, die Ihnen zu einem Thema bei sich selbst wichtig sind, die aber eigentlich auch jeder Mensch hat. Wenn Sie zum Beispiel bisher niemals eine zufriedenstellende Partnerschaft geführt haben, könnten Sie folgende

Faktoren aufstellen: Partnerschaft, Zufriedenheit, Glücklichsein, Nähe, Begegnung, Vertrauen, Offenheit, gemeinsames Wachstum usw.

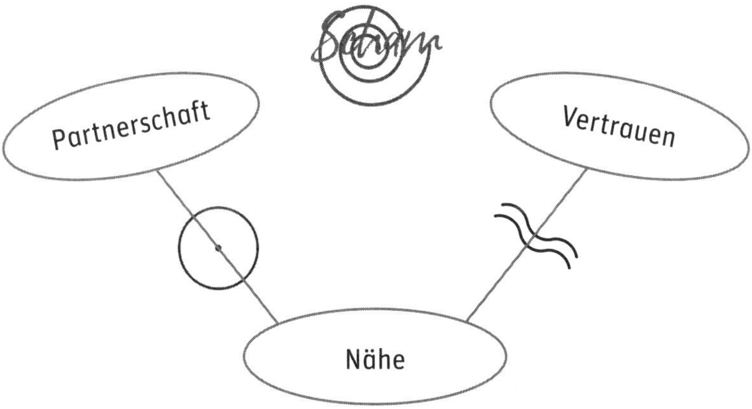

Evelyn liebte ihren Partner »eigentlich«, aber es war schon immer ein Problem für sie gewesen, Nähe und Sexualität zuzulassen. Sie zog sich immer mehr von ihrem Mann zurück, der sich sehr um sie bemühte. Die Ehe wurde zunehmend schwierig, und jeder ging seine eigenen Wege. Nach Bereinigung der Themen Nähe und Vertrauen sowie des alten Themas »Scham«, das aus ihrer Kindheit stammte, erkannte Evelyn, dass ihr Verhalten eigentlich ein ungelöstes Problem ihrer Mutter war, das sie jetzt nicht weiter tragen musste und auch nicht mehr wollte.

Damit steigen die Chancen, dass Sie diese Gefühle in einer Partnerschaft erreichen, und über das Bewusstsein, dass Sie damit auch Energie in das morphogenetische Feld geben, sorgen Sie gleichzeitig auch ein Stück weit dafür, dass auch andere Menschen Situationen erschaffen können, in denen positive Gefühle verwirklicht werden können.

Stellen Sie sich vor, dass auch immer mehr andere Menschen dieses Prinzip kennen. Dann wissen Sie, dass deren Bewusstsein ebenfalls das gemeinsame Feld mit positiven Gefühlen nährt, an denen dann wiederum Sie selbst teilhaben können. So helfen wir uns alle gegenseitig. Wenn jedoch nur immer ich allein der Stärkste, Größte, Reichste und Mächtigste sein möchte, dann bleibt das Feld starr und unbeweglich, und Frieden auf Erden rückt in weite Ferne. Gott sei Dank haben wir hier aber schon viel erreicht, zumindest auf der Bewusstseinsebene, von der alles andere ausgeht.

Das unsichtbare Netz

Dass wir – energetisch gesehen – nicht ohne Anbindung an den anderen sein können, beweisen die faszinierenden Forschungsergebnisse der Quantenphysik, allen voran das Prinzip der Quantenverschränkung, das besagt: Wenn man zwei Partikel, die einst Teil des gleichen Systems waren, voneinander trennt, bleiben sie dennoch immer miteinander verbunden. Es geht noch weiter: Wird bei dem einen Teilchen auch nur eine kleine Veränderung unternommen, so hat dies sofort eine Wirkung auf das andere Teilchen, völlig unabhängig von der Entfernung zueinander. Wenn sozusagen die Mitglieder einer Familie auseinandergehen, dehnt sich das Feld aus und hält die Verbindung weiterhin aufrecht. Die Mitglieder einer Familie sind dabei nicht nur die jetzt Lebenden, sondern alle unsere Vorfahren zu allen Zeiten und in allen Räumen! Wovon wollen wir uns dann eigentlich abgrenzen?

Verschränkung – das Quantenphänomen des 21. Jahrhunderts

Im Jahr 1981 hielt der Physiker Richard Feynman eine viel beachtete Rede, in der er die Vision einer ganz neuen Art von Computer entwarf, der heutige Hochleistungscomputer aussehen lassen würde wie einen C 64 aus den 1980er-Jahren: ein »Quantencomputer«.

Grundlage eines solchen technischen Wunders ist ein Phänomen in der Quantenwelt, das bereits den Gründungsvätern der Quantentheorie viel Kopfzerbrechen bereitete: die Verschränkung von Quantenteilchen.

Damals nur ein verwegener Gedanke eines einzelnen visionär denkenden Physikers, treibt die Idee Feynmans heute eine ganze Schar von Physikern und Ingenieuren an, die bereits die nächste technologische Revolution mitsamt beträchtlichem Gewinnpotenzial wittern.

Quantencomputer werden ein neues Zeitalter in der Datenverarbeitung einleiten. Ohne Zweifel ist die Quantentheorie die einflussreichste Errungenschaft des 20. Jahrhunderts. Zahlreiche auf Quantenphysik beruhende Technologien sind nicht mehr aus unserem heutigen Alltag wegzudenken: Elektronische Bauteile und integrierte Schaltungen auf Halbleiterchips, Laser, Elektronenmikroskop, LED-Licht oder die Magnetresonanztomografie – und nicht zuletzt die Nukleartechnologien einschließlich der Atombombe.

Alle heutigen Quantentechnologien besitzen eine Gemeinsamkeit: Sie beruhen auf den Eigenschaften großer Ansammlungen von Quantenteilchen und der Möglichkeiten ihrer Kontrolle – der Steuerung des Flusses vieler Elektronen, der gezielten Anregung einer großen Anzahl von Photonen, der Messung des Kernspins massenhafter Atomen. Beispiele sind der Tunneleffekt beim Transistor, die Kohärenz von Photonen beim Laser, die Spin-Eigenschaften vieler Atome bei der Magnetresonanztomografie oder die Quantensprünge in einer Atomuhr. An die damit verbundenen bizarren Quanteneffekte wie Quantentunnels oder den Wellencharakter von Materie haben sich die Physiker längst gewöhnt.

Bei der sich abzeichnenden zweiten Generation von Quantentechnologien steht dagegen etwas ganz Neues im Vordergrund: die gezielte Präparation, Kontrolle, Manipulation und nachfolgende Auslese der Zustände einzelner Quantenteilchen und ihre Wechselwirkungen miteinander. Sie beschreibt, wie sich eine beschränkte Anzahl von Quantenteilchen in einem Zustand befinden kann, in dem diese sich so verhalten, als wären sie per Geisterhand aneinandergekoppelt, auch wenn sie räumlich weit voneinander entfernt sind. Jedes Teilchen »weiß«, was die anderen gerade treiben. Sie gehören allesamt einer gemeinsamen physikalischen »Wellenfunktion« an.

Zwischen den Teilchen besteht dann eine Korrelation, die ohne jegliche Zeitverzögerung Vorhersage darüber erlaubt, welcher Zustand für ein Teilchen realisiert ist, wenn man gerade ein anderes gemessen hat – auch dann, wenn viele Kilometer zwischen ihnen liegen. Es ist so, als würde jemand in Deutschland spüren, was seinem Zwilling in Australien gerade passiert. Vielen Physikern kommt dies immer noch wie »Magie« vor.

In den letzten Jahren entstanden weltweit zahlreiche Forschungszentren für neue Quantentechnologien, zum Beispiel das kanadische Institute for Quantum Computing, das Centre for Quantum Technologies in Singapur, das Joint Quantum Institute in den USA, das Engineering and Physical Sciences Research Council in Großbritannien und das QuTech in den Niederlanden.

Im Jahr 2016 unterzeichneten 3400 Wissenschaftler das Quantum Manifesto, einen Aufruf zur Förderung der Koordination zwischen Hochschulen und Industrie zwecks der Erforschung und Entwicklung von neuen Quantentechnologien in Europa. Dies umfasst die Möglichkeit, Quanteninformation (Qubits) über große räumliche Distanzen zu transportieren, was oft als »Quantenteleportation« bezeichnet wird.

Das Leben unterliegt einer höheren Ordnung

Das Verständnis des bizarren und lange unverstanden gebliebenen Phänomens der Verschränkung eröffnet uns zuletzt also einen Blick in eine scheinbar weit entfernte technologische Zukunft, die uns mit Sicherheit aber schon bald bevorsteht. Jenseits des einseitigen technischen Fokus bedeutet das für uns, dass das Gerangel um die Vorherrschaft aus egoistischen oder emotional gesteuerten Motiven letztendlich nur uns selbst schadet und wir gar nicht daran vorbeikommen, eine individuelle Wohlfühl-Realität zusammen mit allen anderen Beteiligten zu erschaffen.

Die »anderen« sind sowieso nicht nur ein Teil meiner Realität. Sie sind sogar ein Teil meines eigenen Selbst. Auf die Spitze getrieben: Die anderen sind ich. Dieses anzunehmen bedeutet zu akzeptieren, dass das Leben einer höheren Ordnung unterliegt. Zumindest das Leben auf dieser Erde, auf der es den Tag genauso gibt wie die Nacht, mögen wir den Schatten nun lieben oder nicht. Es gibt einen Plus- und einen Minuspol, zwischen denen Leben erst möglich ist. Verstand und Ego kennen anscheinend diesen Zusammenhang nicht. Unser Denken isoliert Erfahrungen und Ereignisse und unterteilt sie in gut und schlecht. Damit leben wir eine sehr eingeschränkte Perspektive und verneinen, dass alles, was auf dieser Erde und im Universum existiert, mit allem anderen zusammenhängt. Etwas, was schlecht erscheint, kann sich kurze Zeit später als wahres Glück herausstellen. Unsere fünf, sechs oder sieben Sinne sind zu klein, um alle Zusammenhänge und die höhere Ordnung hinter den Dingen wahrzunehmen. Wir können dies nur erahnen oder erspüren. Unser Bewusstsein geht aber genau in diese Richtung. Und Menschen, die wissen, dass sie nicht mit ihrem Denken und auch ihren Gefühlen identisch sind, sondern diese eben nur zeitweilig haben, unterliegen nicht mehr der Illusion, ihr Denken und Fühlen sei ihr Sein, und so können wir immer mehr aus der Steuerung unseres Schicksals durch unser Denken aussteigen.

Wir dürfen annehmen, dass genau in diesem übergreifenden vernetzten Denken unser größtes Veränderungs- und Heilungspotenzial liegt. Und dieses Bewusstsein sollte immer dabei sein, wenn wir eine Familienstellung machen.

Statt ständig Vergleiche anstellen zu müssen (Weiß ist besser als Schwarz oder »der andere ist schuld«), dürfen wir jetzt bewusst aus diesem Bewertungs-Hamsterrad aussteigen. Damit sind wir bereit, das anzunehmen, was ist. Das bedeutet, Ja zu sagen zu unserer Vergangenheit, zu unserer Gegenwart und zu unserer Zukunft.

In der Welt unserer wunderbaren Formen, Farben,
des Lichtes und der Liebe wird dann immer genau das
geschehen, was wir im Augenblick benötigen, auch wenn
der Verstand sagt: »Das kann ich jetzt echt nicht brauchen.«
Wir dürfen lernen, beide und mehr Seiten der Medaille
zu lieben, indem wir in das Ganze eintauchen.

Wenn wir uns dieser riesigen Informationsfelder bewusst werden, die in uns und außerhalb von uns permanent und seit Urzeiten zur Verfügung stehen, mit all dem Wissen und den Möglichkeiten, unser Leben zu denken, zu fühlen und zu gestalten – und wenn jeder daran angeschlossen ist und ständigen Zugriff auf die für ihn relevanten Informationen hat, dann leben wir in einer unendlichen Fülle an Möglichkeiten. Lasst sie uns nutzen zum Wohle von allen!

Zugriff auf Erinnerungen in verknüpften Feldern

Mit jeder Familienstellung greifen wir auf riesige verknüpfte Erinnerungsfelder zu. Diese Erinnerungen sind nicht an einem bestimmten Ort, sondern als Fragmente an vielen Orten und in vielen Zeiten verteilt gespeichert. Beim Gehirn wäre dies der grundlegende Prozess, mit dem Daten dauerhaft ins Gehirn eingelagert werden, eine synchrone Aktivierung von Neuronen. Die Zahl und Stärke der Verbindungen zwischen dem riesigen Neuronennetzwerk werden sehr schnell verändert.

Erinnerungen treten auf, wenn im Gehirn ein bestimmtes neuronales Aktivitätsmuster entsteht, das als Reaktion auf ein bestimmtes Ereignis generiert wurde.

Dies kann zum Beispiel über äußere Reize geschehen: Der Duft eines Apfelbaums erinnert uns an den Garten unserer Kindheit, Trommelwirbel an die Gefühle, die man bei seinem ersten Zirkusbesuch verspürte. Eine Karottenallergie kann wieder ausbrechen allein durch den Anblick eines Fotos mit einer Karotte. Stimmungen, Gerüche, Orte, alte Fotos usw. rufen Gedachtnisinhalte ab. Was man dann wahrnimmt, ist allerdings nie völlig identisch mit dem Originalerlebnis. Wie die Hirnforschung bestätigt, werden Erinnerungen bei jedem Aufruf verändert; mitunter so sehr, dass sie kaum noch etwas mit dem tatsächlichen Geschehen zu tun haben.

Besonders farbenfroh gemalte Erinnerungsbilder wie der erste Kuss oder der erste Liebeskummer sind später aus dem großen Archiv der Erinnerungen leichter abrufbar. Dies liegt unter anderem daran, dass zwischen der für die emotionale Bewertung von Reizen verantwortlichen Amygdala und dem für die Gedächtnisbildung zentralen Hippocampus enge Verbindungen bestehen. Gefühle und

Gedächtnis sind sehr eng miteinander verbunden, also: ohne Emotionen keine Erinnerung!

In diesem Kontext ist es bei einer systemischen Aufstellung völlig verständlich, warum ein Mensch, der für einen anderen »steht«, dessen Gefühle wahrnehmen kann. Er greift über die Verknüpfungen im morphogenetischen Feld selbstverständlich auch auf die Emotionen des anderen Menschen zu. So ist es auch nachvollziehbar, warum es mir plötzlich aus heiterem Himmel schlecht gehen kann, wenn es einem mir nahestehenden Menschen emotional nicht gut geht, obwohl er mir das gar nicht »gesagt« hat.

Haben oder hatten viele Menschen gleiche oder ähnliche Gefühle in Bezug auf durchlebte Erfahrungen, zum Beispiel Angst und Schrecken im Krieg, dann sind wir Nachkommen, die den Krieg gar nicht erfahren haben, nicht unbedingt verschont von diesen gekoppelten Emotionen. Man spricht dann davon, dass wir diese Gefühle »übernommen« haben – in der Vorstellung einer Vererbung auf einer Zeitlinie. Nun ist die Zeit aber eigentlich keine Linie, das Bild dient nur unserer Vorstellung von Vergangenheit, Gegenwart und Zukunft. In Wahrheit sind alle Zeiten im Hier und Jetzt vorhanden, ebenso alle möglichen Räume. Auch hier ist der unendliche grenzenlose Geist der Faktor, der uns dies nachvollziehbar macht: Ich kann mich in Gedanken jederzeit nach Australien begeben und jederzeit an die Vergangenheit denken, ebenso wie in die Zukunft.

Dass der Geist der Chef ist und die Informationen jederzeit verfügbar sind, zeigen Körperreaktionen wie allergische Erscheinungen beim bloßen Denken an eine Karotte oder Schweißausbrüche beim Gedanken an eine peinliche Situation aus der Vergangenheit.

Beim Aufstellen des systemischen Feldes heilen wir vor allem auch diese gekoppelten Emotionen, damit wir vergangene oder vermeintliche zukünftige Szenarien mit mehr Gleichmut betrachten können, was wiederum für Frieden im Körper und Gemüt sorgt.

Dadurch sind wir frei, und nicht etwa durch das »nichts mehr mit den anderen zu tun haben wollen« oder das »Ich muss mich vor dir schützen«.

Gleichmut in der Seele ist die Zauberformel,
die uns einen glücklichen Zustand im
Hier und Jetzt erschaffen kann.

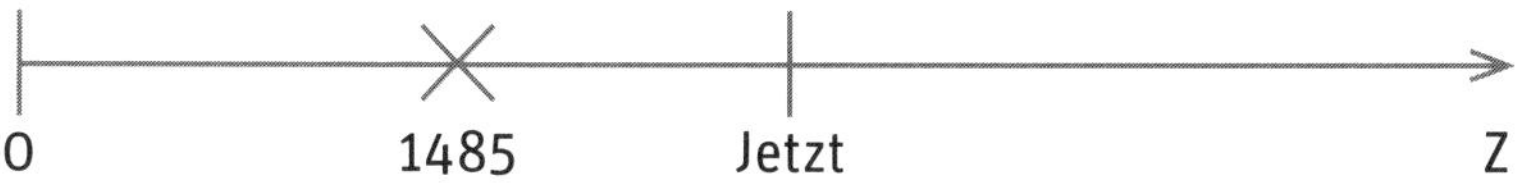

Die Zeit ist zwar in Wirklichkeit keine »Linie«, sondern im Hier und Jetzt als Wahrscheinlichkeitsfeld aus Vergangenheit, Gegenwart und Zukunft vorhanden; dennoch können wir sie beim Familienstellen auf dem Papier als wertvolle »Zeitlinie« nutzen, um vergangene Zeitpunkte (hier 1485) herauszufinden, an dem ein Ereignis passiert ist (z. B. Hexenverbrennung), das noch immer emotional (z. B. durch unbestimmte Angstgefühle) in das Jetzt hineinwirkt.

Es gibt keine Zeit

Alles existiert im gegenwärtigen Moment, und das ist ein fundamentales Prinzip des Universums, das viele unserer Wissenschaftler immer noch versuchen zu erfassen. Zeit existiert nicht wirklich, und die Quantentheorie beweist dies. Es gibt Dinge, die einem näher sind in der Zeit, und Dinge, die weiter weg sind. Genauso, wie es Dinge gibt, die einem nah oder weiter weg sind im Raum. Aber die Idee, dass die Zeit an uns vorüberfließt, ist genauso absurd wie die Idee, dass der Raum dies tut.

Einsteins Theorien zur Relativität sprengten die Idee von Zeit als einer universalen Konstanten. Eine Konsequenz ist, dass die Vergangenheit, Gegenwart und Zukunft nichts Absolutes sind.

Einsteins Relativitätstheorien besagen nicht nur, dass es keine einzelne spezielle Gegenwart gibt, sondern dass sogar alle Momente gleichermaßen real sind. Der beste Weg, Quantenrealität zu begreifen, könnte sein, die Vorstellung von Zeit aufzugeben.

Bewusstsein ist in diesem Sinne ein zeitloses, formloses, unsichtbares Energiefeld von unendlicher Dimension und unendlichen Möglichkeiten. Bewusstsein ist unabhängig von Zeit, Raum oder Ort. Es umfasst alle Existenz jenseits von Beschränkungen, Dimensionen oder Zeit und verzeichnet »irgendwo« alle Geschehnisse, egal wie unbedeutend sie sein mögen – auch unsere flüchtigen Gedanken.

Die meisten Menschen sind sich sicher, dass es Zeit gibt, aber sie bekommen sie nicht wirklich zu fassen. Noch Isaac Newton betrachtete die Zeit als einen Fluss, der überall das gleiche Tempo hat. Einstein veränderte dieses Bild, indem er Raum und Zeit vereinte in eine einzige 4-D-Einheit. Neuere Interpretationen sehen jeden eigenen Moment als ein Ganzes, vollständig und eigenständig existierend. Alle Momente sind Jetzt-Momente. Und jeder dieser Jetzt-Momente ist ein Arrangement von allem im Universum, wo viele verschiedene sichtbare und unsichtbare Dinge miteinander koexistieren. Da gibt es einfach nur die Jetzt-Momente, und deshalb können wir auch im Rahmen unserer systemischen Aufstellungen aus dem Jetzt sowohl auf eine vorgestellte Vergangenheit als auch auf eine vorgestellte Zukunft zugreifen.

Die Physik der Realität ist wohl die Physik dieser Jetzt-Momente, zusammengefasst als Ganzes. Es gibt keinen vergangenen Moment, der in einen zukünftigen Moment fließt. Stattdessen existieren alle unterschiedlichen möglichen Konfigurationen des Universums in der ganzen Schöpfung gleichzeitig. Diese Jetzt-Momente existieren alle gleichzeitig und stehen damit außerhalb der Zeit.

Zeit, aus diesem Blickwinkel gesehen, ist nichts, das getrennt vom Universum existiert. Unsere Illusion von Vergangenheit kommt daher, weil jeder Jetzt-Moment Objekte beinhaltet, die als »Aufzeichnung« erscheinen.

Den einzigen Beweis, den wir von der sogenannten Vergangenheit haben, ist aber unser Gedächtnis. Aber das Gedächtnis kommt aus einer festen Struktur von Neuronen im Gehirn in diesem gegenwärtigen Moment. Den einzigen Beweis, den wir über die Vergangenheit der Erde haben, sind Steine und Fossilien. Aber diese sind nur feste Strukturen in Form eines Arrangements von Mineralien, die wir in der Gegenwart untersuchen. Alles, was wir haben, sind diese Aufzeichnungen, und die haben wir nur im Jetzt.

Das Quantenuniversum, in dem wir leben, ob wir das akzeptieren oder nicht, scheint oberflächlich betrachtet mechanisch und linear zu sein, aber das ist es nicht. Es kann vielleicht besser beschrieben werden als eine unendliche Vielzahl von möglichen linearen Erscheinungen.

Einstein zum Beispiel hat Trost für die Familie eines verstorbenen Freundes aus der Perspektive eines zeitlosen Universums gezogen, das er geholfen hat zu erschaffen: »Nun hat er diese seltsame Welt ein wenig vor mir verlassen. Das bedeutet nichts. Menschen wie wir, die wir an Physik glauben, wissen, dass der Unterschied zwischen Vergangenheit, Gegenwart und Zukunft lediglich eine verbissen hartnäckige Illusion ist.«

Sabotageprogramme aus dem Unterbewusstsein lösen

Gefühle spielen sich nicht nur im Gehirn, sondern zu einem ganz großen Teil im Bauchhirn ab. Dies ist die Steuerzentrale des Unbewussten. Das sogenannte Bauchhirn wird auch enterisches Nervensystem (ENS) genannt, ein feinmaschiges Netzwerk von Nervenzellen, das den gesamten Magen-Darm-Trakt umhüllt. Evolutionsgeschichtlich ist das Bauchhirn wesentlich älter als das Gehirn, ist diesem neurochemisch aber sehr ähnlich. Der Darm ist also ein »denkendes Organ«. Mehr als 90 Prozent (!) der Nervenbahnen, rund 100 Millionen Nervenzellen, verlaufen vom Bauch in Richtung Kopf, nur zehn Prozent vom Kopf zum Bauch. Da sei die Frage erlaubt, welche Entscheidungen die wichtigeren sind!

Das sogenannte Bauchhirn arbeitet unabhängig vom Gehirn. Die Nervenzellen treffen alle für den Darm wichtigen Entscheidungen selbstständig; alles, was mit Verdauung und Transport zu tun hat, ist davon bestimmt. Der Darm, das größte Immunorgan im Körper, in dem mehr als 70 Prozent aller Abwehrzellen sitzen, die direkt mit dem Bauchhirn verbunden sind und dessen Steuerprozesse und Reaktionen völlig unabhängig vom Kopfhirn ablaufen, spielt eine große Rolle bei der gefühlsmäßigen Erfahrung von Freud und Leid. Diese gefühlmäßigen in uns gespeicherten Erfahrungen stammen zu einem erstaunlich geringen Teil aus unserem aktuellen Leben, vor allem aus der Kindheit. Über das morphogenetische Feld, das wie gesagt ein Feld aus verschiedenen Räumen und Zeiten ist, beeinflussen uns auch nicht gelöste Emotionen, Traumata, Schocks, verstörende Erfahrungen und anderes, die unsere Vorfahren zu deren Lebzeiten nicht auflösen konnten. Psychotherapeuten suchen bei seelisch-geistigen Problemen üblicherweise nur in der Kindheit bzw. im jetzigen Leben des Klienten nach möglichen Ursachen.

Aus meiner Praxiserfahrung kann ich sagen, dass mindestens 50 Prozent der emotionalen Befindlichkeiten aus unserer Ahnenlinie übertragen wurden oder dass der Klient ein Problem aus seiner eigenen früheren Inkarnation noch nicht loslassen konnte.

Dies wird im individuellen als auch kollektiven Feld des Menschen im Unbewussten gespeichert, wo es sich reaktiviert, wenn ein gleiches oder ähnliches Ereignis auftritt. Dann verhält sich der Betroffene meist nicht gerade adäquat im Verhältnis zur Schwere der Situation. Es wird dann regelmäßig aus einer Mücke ein Elefant gemacht. Später tut es dem Betroffenen oft leid, denn er wusste ja selbst nicht, warum er so überzogen reagiert hatte. Er ist halt dann besonders »empfindlich«.

Die zwölfjährige Laura (→ auch Abb. Seite 39) konnte zum Beispiel nicht mehr in die Schule gehen, weil sie jedes Mal, wenn sie es versucht hatte, mit heftigen Bauchschmerzen reagierte. Die wenigen Tage, an denen sie sich hinwagte, reagierte sie schon überaus empfindlich auf einfache Fragen wie »Wo warst du denn?«. Das interpretierte sie bereits als Angriff und vermied es sofort, sich den Fragen ihrer Mitschüler auszusetzen. In einer ihrer früheren Inkarnationen war sie eine Nonne gewesen und wegen eines Fehltritts in die Verbannung geschickt worden, das heißt, sie war von nun an für immer von ihrer Gruppe ausgeschlossen. Das hatte zu dem Glaubenssatz geführt »Ich gehöre nicht dazu«. Dieser Glaubenssatz blieb in ihrem individuellen morphogenetischen Informationsfeld bis heute gespeichert und ließ sie dieses Gefühl ständig wieder reaktivieren.

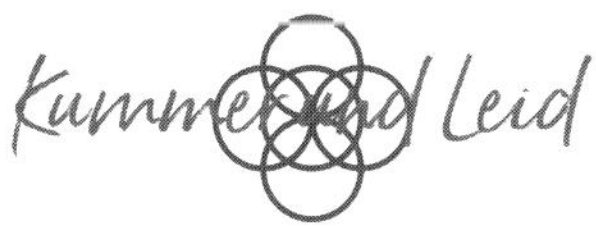

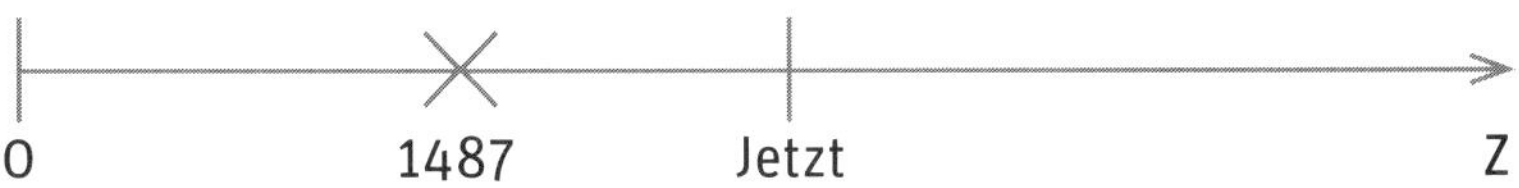

Nach dem Finden des Zeitpunktes auf der Zeitlinie suchen Sie sich mithilfe der Testliste »Zeitlinien-Blockaden« diejenige Emotion heraus, die seit damals auf das Familiensystem einwirkt. Diese Emotion wird durch das geeignete Symbol bereinigt.

Nach der Bereinigung der unbewussten Blockade hört das Muster auf, weiterhin auf das gesamte Familienfeld bzw. das systemische Feld und damit auch auf die Einzelperson einzuwirken. Das ist besser als jeder »Schutz«, denn Schutz bedeutet Abwehr, und Abwehr führt nur zu weiteren Situationen, in denen ich meine, mich wehren zu müssen. Besonders tragisch ist dieses unbewusste Prinzip, wenn es um kollektive Themen geht, wie zum Beispiel Krieg. Wenn es nicht mehr um die Einzelperson geht, sondern um ganze Völker. Wenn zum Beispiel ein altes unerledigtes Muster wie »Ihr habt uns ausgerottet« zu extrem großer Empfindlichkeit führt und sich Konflikte zwischen Volksgruppen dann sehr leicht wieder entzünden. Dieses große systemische Feld mit Heilimpulsen zu füllen, ist eine wichtige Aufgabe.

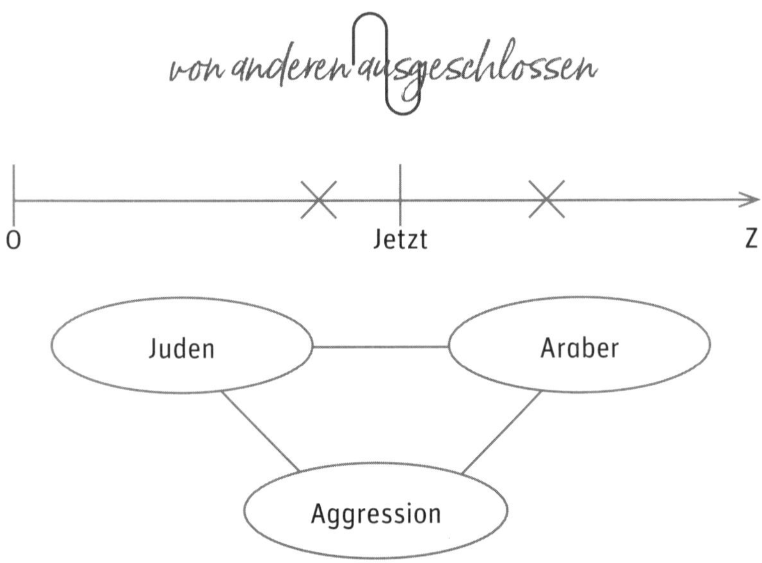

Familienstellen auf dem Papier ist nicht nur für individuelle Aufstellungen sehr wertvoll, sondern kann auch einen Beitrag leisten, um kollektiven Themen Heilimpulse zu geben sowie Blockadenthemen zu bereinigen, die womöglich schon sehr lange Zeit auf der ganzen Situation lasten.

Wenn der Anblick einer bestimmten Person oder eine Situation unangenehme Gefühle auslöst, ist immer auch das Bauchhirn über unbewusste Assoziationsketten beteiligt. Und das über Raum und Zeit hinweg. Das Gehirn erhält über das Auge oder andere Sinne zunächst die Information und liefert gleichzeitig diese Information als Stressreiz zum Beispiel an den Darm. Der assoziiert dann etwa diese Person mit Durchfall und führt sein Programm aus. Anders gesagt: Das Auge sieht, der Darm reagiert, und zwar unabhängig vom Gehirn. Das Bauchhirn hat abgespeichert: Diese Situation bedeutet Stress. Jedes andere Organ, aber auch die Psyche, kann jederzeit auf die »ungesunden« gespeicherten Emotionen reagieren. Wenn sich nach der systemischen Arbeit beim Denken an das Ereignis Gleichmut eingestellt hat, dann haben wir unsere Arbeit sehr gut gemacht.

Ego-Einflüsse in Systemen klären

Unser Ego mag das Wir und das Netz der Verbundenheit nicht. Denn es neigt dazu, für das Ich überall Gefahren zu sehen, auch dort, wo es keine gibt. Weil es ständig Angst hat, projiziert es Gefahr und bildet sich Bedrohungen ein. Der neue Mitarbeiter im Betrieb gefährdet dann meine Position, die neue Sekretärin meines Mannes nutzt ihr gutes Aussehen schamlos aus, und die beste Freundin ist wohl nur deshalb so nett zu mir, weil sie hintenherum mein Wissen kopieren möchte. Das Ego dramatisiert Situationen, um die Angst zu befriedigen. Die Summe aller angesammelten Schmerzen und Verletzungen im Leben eines Menschen kann man sich als den Schmerzkörper eines Menschen vorstellen. Dazu gehören auch ererbte Leidensfaktoren, wie zum Beispiel Krankheiten, körperliche und psychische Defekte, Erfahrungen aus Kriegen oder Katastrophen. Der Schmerzkörper wird oft angestoßen, ohne dass uns dies bewusst wird. Wir merken es zum Beispiel daran, dass wir auf von außen betrachtet harmlose Situationen überschießend reagieren, zum Beispiel auf eine unser Unbewusstes antriggernde Äußerung unseres Partners.

Ist der Schmerzkörper einmal aktiviert, werden Anlässe negativ verzerrt und aufgebauscht. Im Außen wird nur noch das gesehen, was dazu dient, den Schmerzkörper weiter zu aktivieren. Hat sich der Schmerzkörper ausgetobt, beginnt das Ego wieder mit seinem Schutz. Dieser Schutz wird aber nun noch dringlicher, da der Schmerzkörper sich vergrößert hat. Das Ego glaubt, dass es wegen des Streits oder wegen des Verdachts oder der Enttäuschung recht hatte mit seiner Schutzhaltung, übersieht dabei aber, dass die Schutzhaltung Verursacher der Misere war.

Um die Liebe der Eltern zu gewinnen und zu sichern, hatte uns das Ego als Kind vorgeschlagen, Verhaltensweisen anzunehmen, die nicht zu unserer ureigenen Natur gehören, zum Beispiel, brav zu sein, um sich bei den Erwachsenen aufhalten zu dürfen. Das heißt, das Kind lernt schon früh zu denken, wie es sich am besten zu verhalten hat, um angenommen und geliebt zu werden. Und dieses Muster behalten wir unser Leben lang bei. Wir entwickeln Strategien und Hilfsmittel, um aus einer von Angst und Schmerz geprägten Realität flüchten zu können, wie zum Beispiel die Anschaffung teurer und großer Autos, die Zugehörigkeit zu einer sozial angesehenen Gruppe oder das Streben nach einem erfolgreichen Beruf.

Durch das Leben im ständigen Gefühl des »Ich will, ich brauche, ich suche« und den Versuch, die inneren Bedürfnisse der Seele durch Materielles im Außen zu befriedigen, wird das Ego mit immer mehr Energie versorgt, und die belastenden Gefühle und Gedanken werden ständig weiter unterdrückt. Auch das andauernde Denken an oder Reden über Ereignisse aus der Vergangenheit sind ein Indiz dafür, dass der Schmerzkörper aktiv ist und die Realität des wahren inneren Wesens unterdrückt wird.

Dadurch entsteht ein Teufelskreis, weil jedes Mal, wenn das Ego versucht, das angesammelte Leiden aus der Vergangenheit zuzudecken, die immer gleichen Programme abgespielt werden. Dies spüren wir dann an unseren überschießenden Emotionen, die sich bei dieser doch nur vermeintlichen Gefahr reflexartig einschalten, das heißt, wir reagieren dann einfach nur noch und können in diesem Augenblick nicht mehr klar denken, geschweige denn, uns besonnen verhalten. Wenn Ihnen das bekannt vorkommt, dann werden Sie mir vielleicht zustimmen, dass sich durch diese Emotionen die Situation meist nur noch verschlimmert.

Die Lösung liegt darin, wieder wie Kinder zu werden, nämlich unschuldig. Haben Sie schon einmal ein Kind beobachtet, wenn es völlig selbstvergessen spielt? Warum können so viele Menschen ihr Leben nicht ändern, obwohl sie unglücklich sind? Warum halten sie an einem Job fest, der sie zum Herzinfarkt treibt, oder an einer gewalttätigen Partnerschaft, in der sie ständig seelisch und körperlich verletzt werden?

Sich auf Veränderungen einzulassen scheint eine größere Gefahr zu sein, als in der ungeliebten Situation zu verweilen, diese auszuhalten. Selbst Menschen, die sagen »Alles wäre besser als das«, bleiben der belastenden Situation verhaftet. Was ist so schlimm an einer Veränderung, die doch die Chance zur Verbesserung in sich trägt? Auch dass wir zu faul sind, uns zu bewegen, und lieber Schokolade in uns hineinstopfen, bis wir unseren Körper nicht mehr leiden können, entscheidet unser Ego. Das Ego kann nichts besser, als unsere innere Wahrheit zuzudecken, die auch unser tiefster Schmerz und unser tiefstes Leid ist, zum Beispiel durch übermäßiges Essen oder andere ungesunde Verhaltensweisen.

Die Vorstellung, was passieren würde bzw. welche Gefühle ich hätte, wenn ich mich von meinem Partner trennen und allein leben würde oder nicht mehr stundenlang Computerspiele machte, ist beängstigender als die Gefahr, im alten, aber gewohnten Unglück sitzen zu bleiben. Wir alle haben Angst vor unserem zugedeckelten Leiden.

Aber genau darin, nämlich bereit zu sein, durch den Schmerz hindurchzugehen mit allen Konsequenzen, liegt die Erlösung!

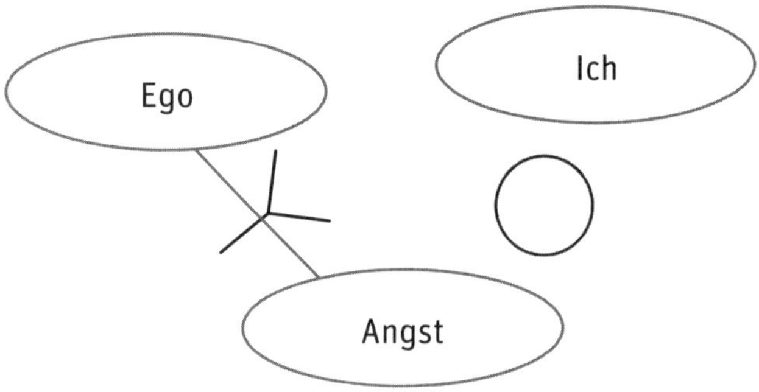

Unser Ego mischt sich ständig mit seinen Meinungen und Widerständen in unser Leben ein und verhindert oft durch Angst und Widerstand Entscheidungen, die eigentlich aus ganzheitlicher Sicht für uns stimmig gewesen wären. Später sagt man dann oft: »Eigentlich habe ich es ja gewusst.« Diese Aufstellung mit den Faktoren Ego, Ich und Angst lohnt es sich einmal oder öfter für sich selbst zu machen. Die benötigten Heilimpulse können unterschiedlich sein.

SYSTEMISCHE WUNDER – WERDE ZUM MEISTER DES GANZEN

Auf dem Papier können Sie wunderbare Balancen durchführen und sehr gute Erfolge erzielen, wenn Sie ein gewisses, quasi »höheres« Bewusstsein erlangt haben und wissen, wie Sie dieses auch immer wieder aktivieren und leben können. Das ist keine Zauberei, es gerät aber oft im Alltagsstress in Vergessenheit, bringt sich aber immer wieder mal in Erinnerung, wenn zum Beispiel etwas schiefgeht mit unseren Plänen oder der Körper plötzlich Symptome zeigt. Dies sind die Stoppschilder auf unserem seelisch-geistigen Weg und durchaus liebevoll gemeint, auch wenn sie manchmal wirklich nerven.

Wenn wir das durchschauen und die Signale beachten, dann sind wir so in unserer ganzheitlichen Kraft, dass wir mit jeder systemischen Aufstellung kleine und große Wunder erschaffen können. Dann werden Lösungen entstehen, die nicht mehr den niederen Ego-Befriedigungen dienen, sondern aus denen heraus wir uns viel wohler fühlen werden, weil alle Beteiligten zu ihrem »Recht« gekommen sind und sich damit ebenso wohlfühlen. Konkurrenz, Neid und Eifersucht hören auf. Konflikte können sich quasi in Luft auflösen, Wünsche endlich in Erfüllung gehen und wunderbare Lösungen zeigen sich, die sich der Verstand so niemals hätte ausmalen können. Zum ersten Mal mündet das Telefonat mit der Schwiegermutter dann nicht im Streit. Zum ersten Mal kann ich meine Meinung ruhig und klar und ohne jegliche Schuldgefühle vor meinem Chef vertreten. Zum ersten Mal traue ich mich, mehr Geld für eine Sitzung zu nehmen, und fühle mich wohl dabei. Es gibt viele viele Szenen, die sich nach einer guten Aufstellung wunderbar bereinigt und im Frieden anfühlen. Mit »höheres« Bewusstsein meine ich dabei durchaus nicht, dass der »Chef« der Aufstellung besser ist als die

»normalen« Menschen. Wohl aber ist es durchaus so, dass es sehr hilfreich ist, einige geistige Prinzipien durchschaut und verstanden zu haben. Wenn wir auf ganzheitlicher Ebene fit sind, dann wissen wir, wie wir unser eigenes Potenzial so ausweiten können, dass die allerbesten Ergebnisse erzielt werden können.

Die Basis ist die Liebe

Die Liebe ist die Basis aller Systeme, in denen wir uns bewegen: die Basis der Familie, der Partnerschaft, des Berufslebens, des Verhältnisses zu meiner Schwiegermutter, die Basis des Körpers und von Gesundheit und Krankheit. Es ist die Basis all dessen, was wir bewusst oder (meist) unbewusst in unserem Leben erschaffen. Wie sie sich in unserem alltäglichen Leben äußert, fühlt sich aber nicht unbedingt immer angenehm an. Die Liebe hat durchaus nichts mit Verliebtsein oder allzeit schönen Gefühlen zu tun. Sie wirkt auch ohne das als Urbasis aller unserer systemischen Netze. Es ist gut, dies zu wissen, bevor wir an eine systemische Aufstellung herangehen. Es hat sehr viel damit zu tun, dass wir genügend Abstand, Weitsicht, Herzenswissen und allumfassendes höheres Verständnis für die Dinge haben, die sich uns da zeigen möchten.

Wenn Sie bereit sind, nichts durch Bewertungen abzuspalten, alles gleichwertig gelten zu lassen und in aller Ruhe während der Aufstellung das zu tun, was eben ansteht, dann befinden Sie sich automatisch im Feld der bedingungslosen, wertungsfreien Liebe, die unsichtbar unter jedem systemischen Feld liegt. Es mag sein, dass Dinge auftauchen, die den Menschen erschrecken, für den Sie die Aufstellung machen. Dennoch wirkt hier die Liebe, eben auch dafür, den Schrecken zu nehmen, damit Heilung geschehen kann. Es kann zum Beispiel sein, dass ein karmisches Muster wie Missbrauch, den Sie als Täter selbst in einem früheren Leben als

Machtinstrument benutzt haben, auf Ihre jetzige Familie einwirkt. Natürlich erschreckt dieses Wissen, denn wir möchten ja unsere Familie vor so etwas schützen. Die unter dem gemeinsamen Feld liegende Liebe möchte aber, dass Sie sich selbst liebevoll Verzeihung schenken und wieder ganz Freude leben können. Schuld braucht niemand im gemeinsamen Feld mehr zu tragen; das Bewahren der Schuld ist immer kontraproduktiv und steht der Freiheit, die wir in der systemischen Lösung erschaffen wollen, stets entgegen. Nur unser Denken glaubt das vielleicht, und so waren wir sehr lange Zeit im Opfer-Täter-Spielen gefangen. Aber wir haben wahrscheinlich mehrmals dieses Spiel mitgespielt, um alle Facetten des Lebens kennenzulernen. Wer sich schuldig fühlt, ist wunderbar steuerbar und wird zur Marionette der Manipulierenden (zum Beispiel der Kirche).

Wer weiß, dass er hier auf der Erde nur Lernerfahrungen macht, der ist frei und kann wahre Verantwortung übernehmen.

Letztendlich haben wir alle die Rolle des Täters und Opfers in verschiedenen Leben und allen möglichen Aspekten vollständig durchlaufen. Jetzt dürfen wir uns erlauben, durch die Liebe zu wachsen, das alte Spiel ist zu Ende. Und das macht viel mehr Spaß!

Erinnern Sie sich an dieses hohe Wissen, bevor Sie eine Familienstellung machen. Alles was sich hier zeigt, sind die Blumen der Liebe als Hilfen, damit wir wieder zur vollständigen Eigenliebe zurückfinden können. Dann sind Projektionen auf andere nicht mehr notwendig. Wir sind ganz in unserer Kraft und erschaffen unsere Realität aus der Freude heraus. Wenn wir uns selbst wieder lieben können, unseren Geist, unsere Gefühle, unsere Gedanken, unsere Mitmenschen, unsere Partner, unsere Chefs, die Natur, die Schöpfung, unseren Körper, egal wie er aussieht und ja, selbst unsere »Krankheiten«, unsere leidigen Symptome und Beschwerden und all das, was uns tagtäglich stört und womit wir permanent beschäftigt sind, weil wir es »loshaben« wollen ... Dann lösen sich die meisten Probleme ganz schnell in Luft auf! Weil wir sie gehen lassen! Solange ich mich oder andere oder die Umstände schuldig spreche, halte ich Negativität fest, und daraus kann nur eine Realität entstehen, die dieser Haltung entspricht.

Dieses Buch möchte Sie dazu ermutigen, nicht länger in die Falle der »Abspaltung« zu tappen. In die Falle des Weg-haben-Wollens, des Nicht-hinsehen-Könnens, des Wegschneidens, des Ignorierens und Ablehnens, des Bekämpfens, des verzweifelten In-den-Griff-Kriegens, des Bewertens und Nicht-so-sein-lassen-Könnens. Denn dieses Spiel spielt die Menschheit seit langer Zeit – sehr erfolglos! Aggression erzeugt immer auch Gegenaggression, die verfeindeten Heere rüsten immer mehr auf, und die Spirale der Gewalt geht unendlich nach oben, bis die ganze Welt in Trümmern liegt und damit wir selbst. Die Mach-es-weg-Mentalität wird erzeugt aus tiefer innerer Angst, aus alltäglicher Furcht und Mangel an Vertrauen, aus Autoritätsgläubigkeit und aus eigenen Ohnmachtsgefühlen sich selbst und der Schöpfung gegenüber. Dabei wissen wir doch heute, in Zeiten der Quantenphysik und wachsender spirituell-geistiger Bewegungen, die den Alles-ist-eins-Gedanken so gern folgen möchten, dass wir die Schöpfer unserer eigenen Realität sind, und dass nichts mehr Kraft hat als unsere Gedanken und Emotionen und unser bewusstes Sein. Und dass Spontanheilungen möglich sind, selbst dort, wo der Mensch schon totgesagt war, und dass die Liebe zum Körper und zu unserer unverletzlichen und unsterblichen Seele alles heilen kann und dass der Glaube hierbei eine wesentliche Kraft beiträgt.

Das bewusste Wir wieder leben

Erkenntnis und Wissen, wie die Schöpfungsprinzipien funktionieren und wie das große Netz der Verbundenheit alles zusammenhält, sind Ausgangspunkt dafür, wenn Sie Ihr authentisches Ich wieder leben und letztendlich damit für Ihr eigenes Glück sorgen möchten. Das Ego ist unbewusst, und Sie können nur mit Bewusstheit gegensteuern. Bewusstheit heißt, Abstand zu seinen eigenen Emotionen und den selbstinszenierten Dramen nehmen zu können, in dem Wissen, dass wahrscheinlich das Ego mit seinen Schutzmechanismen dahintersteckt.

Das Ego kann sein eigenes Handeln nicht reflektieren, das innere Wesen, das wir sind, aber schon. Natürlich werden wir immer wieder in die raffinierten Ego-Fallen tappen, wir werden aber auch durch die Mittel der Selbstreflexion immer schneller wieder herauskommen. In dem Moment, in dem sich ein Mensch seines Egos bewusst wird und es vollständig annimmt (und auch das Ego nicht abspaltet), ist er ohne Ego. Durch das Annehmen und das Wissen um den inneren Schmerz und das Hindurchgehen durch den Schmerz der Kindheit und den Verzicht, andere Menschen dafür schuldig machen zu wollen, werden wir immer heiler werden. Und wenn es zu Rückfällen kommen sollte, kommen wir wesentlich schneller als fruher wieder heraus. Mit dem Mittel der Selbsterkenntnis und des Bewusstseins können wir jederzeit Gnade vor Recht für uns und andere walten lassen und Abstand von den Emotionen und alten Mustern nehmen.

Unsere Haltung bestimmt die Richtung der Ereignisse

Von unseren Gedanken und Gefühlen gehen Quantenwellen aus. Alle unsere Handlungen, Gedanken und Gefühle werden nicht nur in das morphogenetische Feld eingespeist, sie beeinflussen und gestalten dort die Materie selbst. Mit unseren Gedanken erschaffen wir andauernd Realitäten, wobei es dieser »Realität« völlig gleich-gültig ist, ob es sich hier um »negative« oder »positive« Schöpfung handelt. Gott wertet nicht und hat dies auch noch niemals getan! Wer im Universum über seinen Ego-gesteuerten Verstand wertet, ist allein der Mensch.

Unser Geist ist die Quelle, die unsere Gedanken und Gefühle generiert. Statt Geist könnte man auch sagen, das Bewusstsein entscheidet, welche Realität sich in unserem Leben zeigt. Unser Bewusstsein kann über eine Steuerung unserer Gedanken und Gefühle jederzeit eine schönere Realität erschaffen.

Alles fließt und alles schwingt – und wir selbst können auswählen, auf welches Konzert wir im jeweiligen Augenblick zugreifen möchten. Es ist, als wenn wir jederzeit eine andere Frequenz einstellen könnten – wie bei einem Radio. Wenn wir ein unliebsames Programm hören, zum Beispiel Rockmusik, obwohl wir eigentlich nur Klassik mögen, dann hilft alles Geschimpfe nichts. Wir können am Radioknopf drehen und eine andere Frequenz einstellen, die Klassik sendet. Natürlich müssen wir hierzu erst einmal wissen, dass es überhaupt verschiedene Frequenzen gibt und wie wir eine andere Frequenz einstellen können. Das Prinzip von Senden und Empfangen ist das eines Echos: Wie ich in den Wald hineinrufe, so schallt es auch zurück. Deshalb achten Sie darauf, welche Gedanken Sie in die Welt tragen. Eher Gedanken wie »Dieser Kollege nervt mich!« oder »Ich kann seinen Missmut ja auch verstehen!«? Jeder Gedanke erschafft ein anderes Echo … unliebsam oder liebevoll.

Es ist nur eine Übung, stets eine wohlwollende Frequenz auszustrahlen und nicht mehr reflexartig auf Reize im Außen reagieren zu müssen. Ein ruhiges Herz, ein normaler Blutdruck, ein balanciertes Hormonsystem und ein friedvolles Leben sind zwangsläufig irgendwann die Folge.

Das ist Bewusstseinsbildung, und mit diesem erweiterten Bewusstsein werden Sie noch viel schönere Erfolge mit Ihren Aufstellungen haben. Beide Gehirnhälften arbeiten in Harmonie zusammen und verbinden sich mit Ihrem Herzen. Sie strahlen das aus, auch wenn Sie gar nicht direkt mit Menschen zusammen sind, und immer mehr schöne Erlebnisse werden dadurch angezogen. Wir können wählen, welche Gedanken und Vorstellungen wir verbreiten wollen, und uns dafür entscheiden, auf Bedrohungen nicht weiterhin mit Angst oder Resignation zu reagieren, sondern bewusst eine Welt zu erschaffen, in der wir leben wollen.

Kollektivaufträge

Jede Familienaufstellung im »Kleinen« greift über das fraktale Prinzip in die größere Schöpfung hinein. Sie denken vielleicht, dass Sie nur die Verhaltensprobleme Ihres Hundes behandeln wollen, greifen aber gleichzeitig in das Kollektivfeld aller Hunde hinein und stellen diesem automatisch einen Anteil Ihrer Lösung zur Verfügung. Das ist ein schönes Gefühl!

Der Mathematiker Benoît Mandelbrot gilt als Vater der fraktalen Geometrie. Er prägte den Begriff »fraktal«. Die Prinzipien in einem kleinsten Teilchen sind die gleichen wie im großen Universum, denn das Kleine ist ein Teil des Großen. Durch fraktale Eigenschaften ist zum Beispiel auch eine einzelne Zelle in der Lage, eine Kommunikation mit sämtlichen Zellen im Körper zu bewerkstelligen.

Rupert Sheldrake geht davon aus, dass alle Erfahrungen in einem kollektiven Raum gespeichert werden, dem morphogenetischen Feld, auf das alle Menschen mehr oder weniger bewusst zugreifen. Es kann sein, dass Sie mit einer individuellen systemischen Aufstellung an ein größeres Thema im Kollektivfeld rühren, ohne dies zu beabsichtigen. So habe ich zum Beispiel einmal ein Pferd behandelt und plötzlich war klar, dass es um das Heilen der Traumata aller im Krieg verletzten oder getöteten Pferde ging. Das bemerken Sie dann vielleicht daran, dass kein kompletter Ausgleich des systemischen Feldes möglich ist, erst dann, wenn Sie wissen, dass dies gleichzeitig auch ins kollektive Feld eingehen wird.

Gnade vor Recht

Wie stark uns das hinter einem Konflikt liegende Thema emotional bewegt, hängt also vom Grad unseres Bewusstseins ab. Wer oder was gibt uns eigentlich das Recht, irgendjemanden für seine Unbewusstheit und das daraus resultierende Verhalten zu verurteilen?

Instinktiv habe ich schon immer gespürt, warum mir Talkshows und Diskussionsrunden gegen den Strich gehen. Ich fand sie einfach nur wahnsinnig anstrengend, unnötig und sinnlos, um etwas wirklich auf für alle gute Weise verändern zu können. Unsere Neigung zu bewerten, ist immer ego-getrieben und dockt an unsere alten seelischen Verletzungen an, wobei es diese dadurch immer von Neuem aktiviert. Das Ego kann uns im Alltag unterstützen, unser Überleben sicherzustellen und sinnvolle Entscheidungen zu treffen. Entscheidungen im Alltag sind automatisch Zuordnungen auf die eine oder andere Seite, und das ist auch in Ordnung so. Ich muss ja nicht alles mitmachen, was mich umgibt, sondern kann eine Auswahl treffen. Dennoch kann ich andere Entscheidungen stehen lassen und muss diese nicht bewerten oder sogar abwerten. Im Konfliktfall kommen Emotionen wie Enttäuschung, Wut, Verzweiflung und so weiter hinzu. Dadurch entstehen weitere Blockaden, die dann wiederum unsere Wirklichkeit nicht gerade in Richtung Wohlbefinden steuern.

Radikale Akzeptanz, auch wenn's schwerfällt

Jede Situation, die Sie ja letztendlich mit Ihren Gedanken und Gefühlen selbst erschaffen haben, hat es verdient, zunächst einmal mit Abstand betrachtet zu werden, auch und gerade, wenn Ihre Emotionen im Augenblick hochkochen. Es muss zunächst einmal ein gewisses Maß an Achtsamkeit und Objektivität hergestellt werden. Wenn Sie aus der Haltung der überschießenden Emotion und der darauf folgenden verzerrten Bewertung heraus handeln, schlagen Sie einiges an Porzellan kaputt. Also erst einmal tief durchatmen und zur Ruhe kommen, bevor Sie Maßnahmen ergreifen.

Alles Handeln sollte aus einem ruhigen und objektiven Geist heraus entstehen, auch das Erstellen und anschließende Harmonisieren eines systemischen Bildes. Unterstellen Sie Ihrem bisherigen »Gegner« keine schlechten Motive, denn wir wissen nicht, was ihn letztendlich getrieben hat. Die Dinge, von allen Seiten betrachtet, zeigen oft sehr viele schöne Facetten, die einem selbst überraschende Erkenntnisse bringen können.

Eine radikale Akzeptanz dessen, was sich jetzt in diesem Augenblick oder in diesem Lebensabschnitt zeigt, ist ein so wichtiger

Schritt zur Heilung, dass er niemals übergangen werden sollte. Sie müssen ja die Situation oder das Symptom nicht gleich lieben, aber vollständig annehmen sollten Sie es schon. Vollständige Akzeptanz heißt Verletzungen zu überwinden, die uns zu weiteren Problemen führen würden. Wenn ich nicht akzeptiere, lehne ich mich selbst und meine so großartige Schaffenskraft ab. Was ich nicht mehr ablehne, wird auf liebevolle Weise in meine Ganzheit integriert, und dadurch verliert es die Macht über mich, und das Symptom wird überflüssig.

Man darf freundlich und voller Mitgefühl für sich selbst sein und für die Situation, in der man eben gerade steckt. Nehmen Sie die Dinge an, so, wie sie sind, dann wird es viel leichter, sie zu verändern. Wenn man es wirklich schafft, in diese akzeptierende Haltung zu kommen, ohne den anderen oder die Situation verändern zu wollen, dann kann sich auch beim Gegenüber etwas lösen und zum Guten wenden. Das habe ich sowohl körperlich als auch situativ schon zuhauf erfahren dürfen. Es funktioniert wirklich so!

Von allen göttlichen Anlagen, die wir als Menschen haben, zählt das Potenzial, durch unsere geistigen Kräfte Realitäten zu erschaffen, zu den wertvollsten. Bei diesem Schöpfungsprozess wird nicht unterschieden, aus welchen Motiven wir unsere Wünsche kreieren. Ungeachtet unserer Beweggründe gilt, dass Gedanken, Bilder, Visionen in Verbindung mit unseren Gefühlen die entsprechenden Realitäten erschaffen. Gefühle sind faktisch an der Verwandlung von Geist in Materie beteiligt. Ohne sie sind keine Manifestationen möglich.

Das authentische Ich wieder leben

Mitfühlend, sozial, friedvoll, liebend, kreativ und intuitiv leben. Das ist das innewohnende Prinzip jeder systemischen Aufstellung, auch wenn es natürlich meist um ganz profane Anliegen wie Erfolg oder Glück geht. Familienstellungen, die man aus dem Herzen heraus und frei von Voreingenommenheit und Bewertungen erstellt, können einen im Innersten berühren. Sie werden merken, wie schön es ist, sich offenen Herzens um sich selbst und um andere zu kümmern, um Menschen, Tiere, Pflanzen und soziale Projekte. Das macht glücklich, denn es ist der natürliche Weg des Selbst und der Natur. So führt die Arbeit im »Kollektivfeld Familienstellung« unweigerlich auch zu mehr authentischem individuellem Sein. Wenn Sie das bewusste Wir leben, können Sie auch sich als Individuum selbst optimal verwirklichen, denn Sie haben es unterlassen, Teile des Ganzen abzuspalten, womit Sie auch verhindert haben, Teile Ihres Selbst abzuspalten.

Verantwortung übernehmen statt schuldig sprechen

Mit jeder Familienstellung, egal ob sie mit echten Personen oder mit Holzfiguren oder durch Aufmalen von Personen auf dem Papier entsteht, übernehmen Sie Verantwortung für sich und das Ganze (nicht Schuld!). Jeder Mensch und jedes andere Lebewesen, das hier aufgestellt wird, ist einmalig und wertvoll. Es ist unersetzbar auf dem Platz, der ihm gehört, denn jede Seele hat ihren Platz im Gesamtgefüge des Lebens. Und auch Sie haben Verantwortung für Ihren Platz. Wenn Sie ihn nicht einnehmen, kann es auch kein anderer tun; denn dieser Raum zu genau diesem Zeitpunkt gehört nur Ihnen. Nur Sie können diesen Platz perfekt ausfüllen – so wie jeder lebende oder verstorbene Mensch, der auf dem Familienstellungs-Blatt aufgemalt ist. Wir können ihn nicht negieren, sonst wird er auf irgendeine Weise »Schwierigkeiten« im System machen.

Jeder kann eine Zeit lang versuchen, die eigene Verantwortung anderen zu übertragen, dem Arzt, dem Chef, den Kollegen oder Kindern, den Freunden, dem Partner – aber die Verantwortung wird immer wieder an Ihrer Tür anklopfen und sagen: »Ich gehöre doch zu dir. Bitte schick mich nicht weg.« Dann öffnen Sie lieber die Tür und bitten den verleugneten Aspekt, wieder Teil Ihres Lebens zu werden. Wenn Sie dies tun, gehen auf körperlicher Ebene Heilimpulse in den Organismus hinein und auf der Ebene des Gestaltens werden sich mehr und mehr erfreuliche Dinge manifestieren. Volle Verantwortung für die Geschicke des Lebens zu übernehmen heißt nicht, schuldig zu sein für irgendetwas.

Im Universum existiert keine Schuld, nur das stetige Streben nach Ausgleich und Fortbewegung. Wo es kein Gut oder Schlecht gibt, da kann es auch keine Schuld geben.

Zusammenführen statt Abspalten

Familienstellungen sind dann erfolgreich, wenn sie ihrem Zweck dienlich sind: zusammenführen statt abspalten. Wenn ein oder mehrere Beteiligte zum Beispiel bis jetzt aus Angst, Schmerz, Schock oder Verzweiflung heraus eine Krankheit bzw. ein Symptom oder Schwierigkeiten in Beruf oder Alltag ignoriert haben oder möglichst schnell weg haben wollten, so gehen Sie als systemischer Begleiter mit dem Betroffenen zusammen jetzt einen anderen, einen bewussten Weg: Es ist der Weg der Heilung.

Stellen Sie sich vor, Ihr Leiden oder Unwohlsein mit einer Situation ist ein Kind, das Sie lange Zeit in einem schalldichten Keller weggesperrt haben. Vielleicht gebärdete sich das Kind, das Sinnbild der unbewussten Stimme, so laut, dass Sie es nicht überhören oder übersehen konnten. Dann nämlich, wenn die ständig wiederkehrende Erkältung mal wieder da war oder die unerklärliche Depression oder die schlechte Laune des Chefs, die anscheinend keinen äußeren Grund hatte, oder der Geldverlust, wo doch gerade eigentlich alles ganz gut lief. Dann klopft das vergessene Kind wieder an und möchte äußern, dass es zur Familie gehört und gern wieder ans Licht kommen möchte.

Sie können mit jeder systemischen Arbeit das Wegsperren, das ein Abspalten Ihrer verdrängten Schattenanteile ist, bewusst beenden. Und wenn Ihr unterbewusstes Kind wieder einmal in Form von körperlichen Symptomen oder unliebsamen Ereignissen rebelliert, weil es zu seiner Familie dazugeholt werden möchte, dann können Sie es einladen, herauf ins Tagesbewusstsein zu steigen und seinen Platz einzunehmen, gleichberechtigt mit allen anderen Anteilen, die ebenfalls dazugehören. Bereits in diesem Augenblick, einfach durch dieses Wissen und die Bereitschaft, alles ans Tageslicht kommen zu lassen und allen Faktoren ihren Platz zu geben, lässt der Organismus los von schädlichen Stressreaktionen, Ihr ganzes Körper-Seele-Geist-Gefüge beruhigt sich, und der selbstintelligente Regulierungsmechanismus kann in Ruhe seine Arbeit zur Wiederherstellung der Harmonie beginnen.

Schließe Freundschaft mit dem, was ist

Wenn mir jemand erzählt, wie schrecklich es in seiner Familie zugeht, wie der eine beleidigt ist, der andere kein Wort mehr mit jemandem spricht, der andere ständig ein schlechtes Gewissen hat und man selbst am liebsten mit niemandem aus der Familie mehr etwas zu tun haben möchte, dann ist Annehmen das Erste und Wichtigste, was wir tun. Allein dadurch, dass jetzt alles sein darf und wir nicht in Meinungen über das Geschehene verfallen, geschieht bereits Harmonisierung im Gesamtfeld. Wie gesagt, Schuld existiert nicht in diesem Universum, nur notwendige Lern- und Lebenserfahrungen im Täter-Opfer-Spiel. So sind Sie auch nicht schuld, weil Sie Angst, Wut oder Schmerzen verspüren oder diese Symptome oder diese Erfahrungen durchleben. Sie sind verantwortlich, und das ist etwas ganz anderes. »Ver-antwort-lich« sein bedeutet, dass die Antwort, warum Sie sich in dieser Situation befinden, bereits in eben jener Situation vorhanden ist.

Antworten verstehen lernen

Das Symptom ist Ihr Freund. Es will Sie nicht ärgern oder gar zur Verzweiflung treiben. Es möchte Ihnen die Antwort geben, die Sie brauchen, um heil zu werden. Wenn das Symptom spürbar ist, beginnt bereits die Heilung; die Erkrankung startete womöglich schon lang vorher. Stress und Druck in der Arbeit, die vielen Überstunden und der sich wiederholende Streit mit dem Partner um immer die gleichen Themen, das viel zu viele Essen und die Bewegungslosigkeit im Alltag: Das ist die eigentliche Krankheit. Wenn dann das Magengeschwür da ist, beginnt die Heilung. Sie können hinschauen und verstehen: Aha, ich sollte meine Gewohnheiten ändern, mich mehr bewegen, mir eine andere Arbeitsstelle suchen, meine Wut loslassen und lieben. Schließen Sie jetzt Freundschaft mit Ihren Symptomen. Sie sind Ihre Helfer, damit Sie nicht noch schlimmere Erfahrungen machen müssen. Sagen Sie: »Danke, dass du da bist und mich darauf aufmerksam machst, dass jetzt die Heilung in mir beginnen darf.« Ich weiß, dass das nicht immer so leichtfällt, aber versuchen Sie es! Sie werden spüren, was ich meine, und sich dabei immer leichter fühlen, wenn Sie das nächste Mal mit diesem veränderten Bewusstsein und dieser anderen Sichtweise Ihren kleinen und großen Beschwerden begegnen.

Mitgefühl statt Mitleiden

Die Bereitschaft für Mitgefühl ist ein essenzieller Faktor, um eine schnelle Genesung oder die Harmonisierung eines Geschehens in Gang zu bringen. Mitgefühl ist nicht zu verwechseln mit Mitleid. Mit jemandem mitzuleiden, auch mit sich selbst, bringt nur weitere krank machende Blockaden hervor und hindert uns und den anderen daran, die Verantwortung für sich zu übernehmen und heilsames Lernen durch Erfahrungen zu ermöglichen.

Mitleiden ist nicht lösungsorientiert,
Mitfühlen schon.
Niemand kann das Leiden eines anderen auf seine
Schultern laden, denn das ergäbe doppeltes Leid.

Im Unterschied zu Mitleid, das nur zu vermehrter Opferhaltung führt, ist Mitgefühl eine Qualität, die sich durch annehmendes Verständnis und eine neutrale wohlwollende Haltung allen Beteiligten gegenüber auszeichnet. Oft genügt schon ein kleiner Impuls des Mitgefühls im Familienfeld, um das Vertrauen aus Heilung und damit die Heilung selbst zu installieren. Das ist wie bei einem kleinen Kind, das weinend zur Mutter läuft, wenn es sich wehgetan hat. Die liebevollen Worte »Das wird schon wieder gut!«, vielleicht noch schnell den Schmerz wegpusten (eine symbolische Handlung!), und schon spielt das Kind glücklich weiter. Mitleid braucht dieses Kind nicht, Mitgefühl schon! So schnell kann Heilung geschehen! Den Rest – die Wunde durch Blut, Sekret und reinigende Lymphbildung heilen – macht der Körper selbst. Er weiß doch, wie es geht! Es gibt Untersuchungen, die vor Operationen gemacht wurden und die zeigen, wie wichtig aufmunternde und ermutigende Worte vonseiten des Arztes für den erfolgreichen Verlauf der Operation und einen guten Heilungsverlauf sind.

Auf ein »Machen Sie sich keine Sorgen, Sie sind in besten Händen!«, »Das kriegen wir schon zusammen hin!« oder »Alles wird gut!« reagieren das Nervensystem, das Hormonsystem, das Immunsystem, alle Zellen und Ihr gesamtes feinstoffliches Feld sehr positiv und freudig. Das gleiche Prinzip gilt für das systemische Feld. Wir können nicht genaueste Ausführungen bestellen, aber darauf vertrauen, dass alle Faktoren und deren Verbindungen genau das bekommen, was sie energetisch in diesem Augenblick benötigen. Wie sich das genau in den kommenden Ereignissen und Konstellationen zeigen wird, können wir nicht kontrollieren. Hier gibt es oft auch Überraschungen. Es geschieht auf jeden Fall in der für alle Beteiligten im ganzheitlichen Sinne allerbesten Weise.

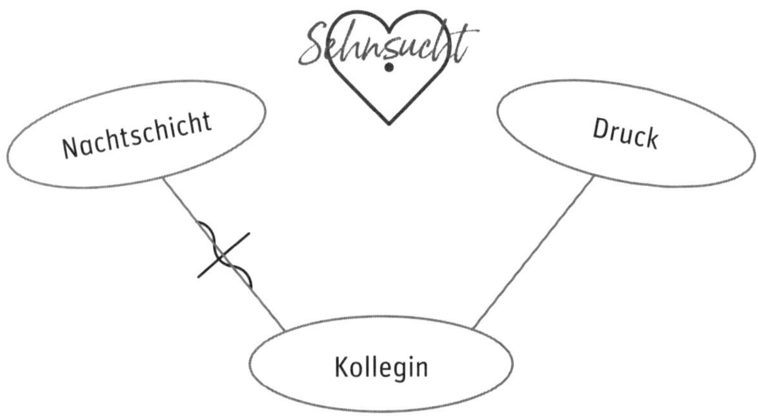

Nach einer Familienaufstellung wissen wir nicht genau, was konkret zur Umsetzung des bereinigten Feldes geschieht, es ist aber immer zum Besten aller Beteiligten, auch wenn der Verstand das oft anders sehen würde. In diesem Fall arbeitete eine Krankenschwester in der Nachtschicht oft ausgerechnet mit derjenigen Kollegin zusammen, die sie einfach nicht ausstehen konnte. Nach der Bereinigung des systemischen Feldes hatten wir eigentlich mit einer besseren Kommunikation zwischen den beiden Frauen gerechnet, die Kollegin kündigte jedoch, was keiner erwartet oder geplant hatte.

Das Ganze ist mehr als die Summe seiner Einzelteile

Wie die Welt »wirklich« ist und welche tiefere Bedeutung sich hinter den äußeren Formen verbirgt – dies zu erforschen ist wohl ein Bedürfnis, solange die Menschheit existiert. Das Dumme ist nur, dass unsere moderne empirische Wissenschaft zum Beweis eines Lebenssinns meist nur die Schlussfolgerungen des Verstandes, sprich der linken analytischen Gehirnhälfte, gelten lässt. Phänomene, die sich im Experiment unter künstlich erschaffenen Rahmenbedingungen zeigen, können aber niemals die »wirkliche Welt« abbilden und erklären. Das Tagesbewusstsein interpretiert die Ergebnisse als »wahr«, die wir mit unseren »bewussten« Sinnen wahrnehmen. Da gibt es aber eben noch »so ganz nebenbei« den dicken Eisberg unter der Wasseroberfläche, unser Unterbewusstsein, das auch »Sinne« besitzt, das auch »wahr«-nimmt , das aber keiner analytischen Auswertung zugänglich ist und höchstens die Chance hat, uns in unseren Traumwelten auf sich aufmerksam zu machen – oder in einem diffusen Gefühl, das uns sagt: »Mit diesem Ergebnis bin ich nicht recht zufrieden.« Oder gar mit einem körperlichen Empfinden, einem Bauchgrummeln, das anzuzeigen versucht, dass etwas nicht »stimmig« und nicht »sinn-voll« für uns ist. Übrigens bedeutet das Verb »sinnan« im Althochdeutschen ursprünglich »gehen, reisen, eine Richtung nehmen, eine Fährte suchen«, was sich zum Beispiel im Wort »Uhrzeigersinn« zeigt. Wie weit mischt das Unterbewusstsein mit und wie weit unser hohes Selbst, das unseren Seelenplan kennt und auch gern auf diesen aufmerksam machen möchte? Oft merken wir es nur an unseren Beobachtungen, dass »etwas« geschehen ist, das wir nicht mit unseren Sinnen erfassen konnten. Der Mensch kann nicht »hinter die sichtbare Wirklichkeit zurückgehen und in deren letzten Grund hinabblicken«, wusste bereits Immanuel Kant.

Wir wissen letztendlich nicht, welche Kräfte dem systemischen Gefüge zugrunde liegen, das müssen wir auch nicht wissen. Hilfreich ist es allemal, wenn wir erkennen, dass es unsichtbar wirkende Faktoren überhaupt gibt. Mit unseren Testsystemen und den passenden Frageideen können wir die unsichtbaren Faktoren aufspüren. Dies ist aber nicht unbedingt notwendig, denn Harmonisierungen, die wir auf dem sichtbaren Bild vornehmen, wirken sowieso auch auf die unsichtbaren Faktoren und Verbindungen ein. Dieses Vertrauen dürfen wir haben!

Der Beobachter bestimmt die Realität

Wir leben in einer ganz besonderen Zeit. Es ist die Zeit, in der immer mehr Erkenntnisse aus Erfahrungskunde und Mystizismus bestätigt werden durch die moderne rational-analytisch-experimentelle Wissenschaft. »Glaube« und »Wissenschaft« nähern einander wieder an, fast schon kommt es zur ersehnten Umarmung der einst so konträren Richtungen. Das ist das Wunderbare! Quantenphysiker seit Einstein entdeckten und stellten immer wieder fest, dass die Welt der Materie, der Bilder und Formen, die wir bisher für die Wahrheit proklamiert hatten, gar nicht mehr so real ist, wie es die meiste Zeit schien. Vielmehr scheinen wir uns heute inmitten eines Paradigmenwechsels zu befinden, der alles infrage stellt, was wir bisher für real oder die Wahrheit gehalten hatten. Zahlreiche physikalische Experimente liefern überraschende Einsichten und legen nahe, dass es jenseits der materiellen Erscheinungen einen Geist bzw. ein Bewusstsein gibt – und nicht nur das: dass das Bewusstsein sogar über die Materie bestimmt. Und dass es ohne Geist überhaupt keine Materie zu geben scheint. Was wir bisher als existent ansahen, nämlich Raum, Materie und Zeit, soll plötzlich nicht mehr wirklich »real« sein. Was ist es aber dann? Dass alles aus Geist oder

Bewusstsein besteht und wir womöglich in einer Welt der Illusionen leben? Und was sind Illusionen überhaupt? Sind es die Bilder unseres Tagesbewusstseins, unseres Verstandes oder gar die unserer Traumwelten? Es scheint alles gleichzeitig, gleich gültig und synchron zu existieren; ein Gedanke, der uns noch leicht beunruhigt, sind wir es doch gewöhnt, nur jeweils »eine« Realität als die richtige anzuerkennen, nämlich diejenige, der wir eben in diesem Augenblick unsere Aufmerksamkeit schenken. Diese Szene beleuchten wir quasi in einem sonst dunklen Raum mit dem Lichtkegel unserer Taschenlampe. Was im Dunkeln liegt, ist aber genauso unsere Realität. Nur weil wir sie nicht beleuchten, heißt das noch lange nicht, dass diese Welt nicht auch gleichzeitig existiert. Würden wir die Taschenlampe nur ein klein wenig schwenken, würde sich ein anderer Ausschnitt der Realität zeigen, der die ganze Zeit schon gleichzeitig da war, auch wenn wir ihn nicht »gesehen« haben. Was lässt also unsere Realität auftauchen? Genau: unsere Aufmerksamkeit!

»Die Erscheinung ist vom Betrachter nicht losgelöst, vielmehr in die Individualität desselben verschlungen und verwickelt«, so Johann Wolfgang von Goethe.

Wenn wir bei der praktischen systemischen Arbeit die Taschenlampe unseres Bewusstseins auf Ausschnitte der hypothetischen Zeitlinie richten, dann markieren wir Punkte (die wir tatsächlich als Kreuze einmalen) im Realitätsfeld, die im Jetzt Bedeutung erlangen, damit sie erlöst werden und dann nicht länger in Form von Gedanken materielle Form annehmen müssen.

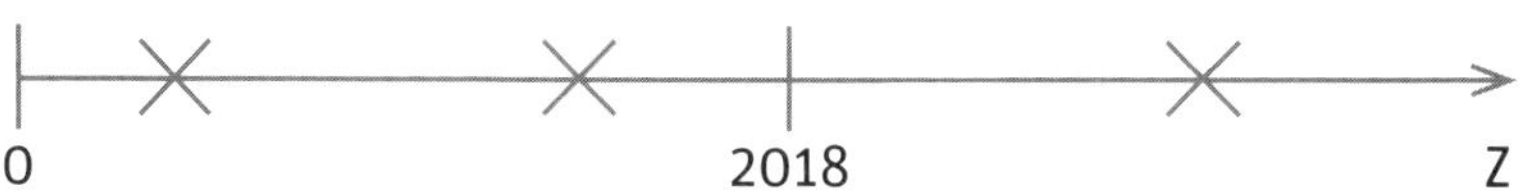

Auf der Zeitlinie können mehrere Ereignisse in der Vergangenheit gefunden werden, die noch immer negativ in die Gegenwart hineinwirken. Aber auch im Wahrscheinlichkeitsfeld der Zukunft können solche Punkte auftauchen. Das ist dann quasi wie eine Energie der sich selbsterfüllenden Prophezeiung.

Alles ist mit allem verbunden. So auch die »vergangenen« Ereignisse, die wir mit Kreuzchen markiert haben, mit dem aktuellen Geschehen. Dass zwei Teilchen über sehr weite Distanzen miteinander in Kontakt bleiben und quasi telepathisch miteinander »kommunizieren« können, das experimentierten und erforschten seit 1935 Albert Einstein und seine Studenten Boris Podolsky und Nathan Rosen. Zwei Photonen wurden miteinander »verschränkt« (in den gleichen Zustand versetzt) und an zwei weit voneinander entfernte Orte gebracht. Mithilfe spezieller Vorrichtungen wurde dann untersucht, wie sich das jeweils andere Photon verhielt, wenn eines der Teilchen beeinflusst wurde.

Das Erstaunliche war, dass die Teilchen sich verhielten, als hätten sie sich quasi in Überlichtgeschwindigkeit abgesprochen. Obwohl sie sich an völlig unterschiedlichen Orten befanden, verhielten sie sich gleich – keine Manipulation bzw. Messung an einem Teilchen war möglich, ohne dass das andere sogleich in derselben Weise mit reagierte. Auf der Grundlage dieser Erfahrungen erklären sich auch Fähigkeiten wie die telepathische Kommunikation, die Übertragung von Gedanken, über weite Distanzen.

Gibt es also einen gemeinsamen Plan? Und was bedeutet das für uns Menschen? Wenn wir durch einen Urknall entstanden sind oder durch den Sternenstaub des Universums, wenn immer kleinste Teile von uns selbst weitergegeben werden an unsere Nachkommen, dann hängen alle materiellen Teilchen doch irgendwie zusammen in dieser großen Welt.

Wir leben in einem riesigen Hologramm, in dem alles mit allem verbunden ist. Das bedeutet, dass ich auch etwas zu tun habe mit meinem vielleicht nicht so innig geliebten Nachbarn.
Wenn ich aber wirklich mit allem, was existiert, verbunden bin, wen bekämpfe ich dann eigentlich, wenn ich kämpfe?
Ja, ein Stück weit immer mich selbst! Also lassen wir's doch lieber!

Es gibt mehrere Realitäten gleichzeitig

Dass es nicht nur eine einzige Realität gibt – nämlich diejenige, die wir erwarten –, sondern wahrscheinlich mehrere synchron existierende, belegt ein weiteres, sehr interessantes quantenphysikalisches Experiment: der Doppelspaltversuch. Das Doppelspaltexperiment zeigt, dass Quanten sowohl Wellen- als auch Teilcheneigenschaften haben können.

Eine Elektronenkanone schießt zunächst Elektronen durch einen Spalt hindurch auf eine dahinter liegende Wand. Mithilfe spezieller Messinstrumente kann man sichtbar machen, wie viele Teilchen auf dieser Wand ankommen. Auf dem Schirm hinter dem Spalt sieht man nun eine helle Linie, die in der Mitte am hellsten ist und nach beiden Seiten dunkler wird.

Dann öffnet man einen zweiten Spalt neben dem ersten Spalt und schießt nun gleichzeitig Elektronen durch beide Spalte ab. In Erwartung dessen, dass die Elektronen Teilchen sind, müssten nun auf der anzeigenden Wand zwei Striche statt vorher nur einer erscheinen. Das Ergebnis ist jedoch ein anderes: Es entsteht ein sogenanntes »Interferenzmuster« (die Wellenberge zweier Wellen verstärken sich, treffen jedoch Wellenberge und Wellentäler aufeinander, löschen sie sich gegenseitig aus), wie es mit Teilchen nicht möglich ist, wohl aber mit Wellen, wie im Wasser. Nicht nur zwei Striche zeigen sich auf der Wand, sondern viele, so wie es bei einem Wellenmuster der Fall wäre – und das, obwohl doch vermeintlich Teilchen durch die Spalte gedrungen sind.

Daraus kann man schließen, dass sich Licht wie eine Welle verhält – und gleichzeitig doch wie Teilchen. Elektronen liefern Interferenzmuster, sie müssen also auch Wellen sein. Wissenschaftler wollten dann genauer beobachten, durch welchen Spalt die abgeschossenen Elektronen eintraten und wo sie sich im Raum bewegten, und stellten zu diesem Zweck ein Messgerät, quasi einen »Beobachter« auf. Und wieder war das Ergebnis verblüffend: Wurde das Teilchen in dieser Art beobachtet, verhielt es sich wieder als Teilchen! Es waren entsprechend nur die zwei Streifen auf dem Bildschirm sichtbar. Der Beobachter bringt also die Welle nur durch seine Beobachtung zum Kollabieren.

Das Doppelspaltexperiment zur Interferenz von Licht wurde erstmals 1805 von Thomas Young durchgeführt und in den 1920er-Jahren von Albert Einstein und Niels Bohr weiterdiskutiert. In den folgenden Jahrzehnten stellten Wissenschaftler wie Claus Jönsson (1960) sowie Forscher am Max-Planck-Institut für Quantenoptik fest, dass auch atomare Teilchen, Photonen und größere Teilchen miteinander interferieren können.

Was bedeutet das eigentlich für uns Menschen? Wir bestehen ja ebenfalls aus Teilchen, Elektronen, Atomen usw. So sind auch wir mindestens zwei Realitäten gleichzeitig: Materie (Teilchen) und Welle (Schwingung). Eine unendliche Anzahl an Informationen und Schwingungswellen umgibt uns. Wenn wir sie beobachten, auf etwas aufmerksam werden, etwas erwarten oder unsere Gedanken darauf richten, dann bringen wir Wellen zum Kollabieren, und es entsteht daraus Materie – das, was wir als unsere Realität bezeichnen, weil wir es mit unseren Sinnen »wahr«-nehmen können.

»Wir wissen heute, dass der Mond nachweislich nicht vorhanden ist, wenn niemand hinsieht«, so David Mermin. Die Quantenphysik zeigt uns, dass es verschiedene, synchron existierende Wirklichkeiten gibt. Genauer gesagt: synchron existierende Möglichkeiten der Manifestation in der Materie. Es kommt nur darauf an, welche Möglichkeit wir mit unserer Taschenlampe beleuchten wollen, worauf wir also unsere Aufmerksamkeit lenken.

Übrigens können wir mit unserer Taschenlampe auch unsere Gefühle beleuchten – oder es eben lassen. Und je nachdem, ob wir sie beleuchten, also ihnen Aufmerksamkeit und damit Energie zukommen lassen, entscheiden wir uns, ob wir diese Gefühle verstärken wollen oder nicht und ob wir unsere daraus resultierende Realität manifestieren wollen oder nicht.

Werden Sie Meister eines schönen Spiels

Wenn Sie beim Familienstellen einige »Grundeinstellungen« beachten, dann werden Sie merken, dass diese Arbeit zu einem sehr schönen Spiel wird, das leicht und fließend von der Hand geht. Mir macht dieses Spielen sehr viel Freude, und jede Aufstellung bereichert mein Leben und lässt mich die allumfassende Verbundenheit immer mehr erleben und tief in mir integrieren.

Bewusstes Sein

Wenn Sie für gesundheitliche oder andere Zwecke mithilfe von systemischen Aufstellungen eine andere Realität erschaffen wollen, dann müssen Sie natürlich zunächst einmal wissen, dass es diesen Raum der Möglichkeiten auch gibt und dass Sie in diesem Raum auf die allerbeste Lösung zugreifen können. Indem Sie jetzt bewusst und unterbewusst verinnerlichen, dass diese grundlegende Matrix existiert, so steht sie Ihnen ab jetzt auch zur Verfugung. Diesen ersten wichtigen Schritt hätten Sie also getan. Sie besitzen die nötige Bewusstheit bereits dadurch, dass Sie auf die »Basis-Matrix« aufmerksam geworden sind. Und dass Sie »bereit« sind.

»Ich bin bereit« ist übrigens ein großes Zauberwort. Es zeugt von dem Bewusstsein, etwas von außen zu empfangen, was bereits schon immer zu Ihrem besten Wohle für Sie vorhanden war. Sie haben Vertrauen in das, was aus dem Unbekannten kommt, und damit haben Sie Zugang zum unsterblichen, ewigen Teil Ihres Seins, der über die materielle Verkörperung weit hinausgeht.

Muße

Ganz wichtig: Nehmen Sie sich Zeit! Das Feld der Möglichkeiten und bestmöglichen Lösungen zu betreten und gleichzeitig an die anstehende Konferenz zu denken ist schwierig. Gehen Sie ruhig auch mal einige Minuten am Tag in einen meditativen Zustand, ohne irgendetwas zu wollen. Dann entstehen aus diesem Nichts heraus oftmals die besten Lösungen, ohne dass Sie etwas tun müssten. Gönnen Sie sich diese Zeit, die Ihnen unendlich viel bringt. Es ist ja für Sie selbst.

Im Jetzt sein

Setzen Sie sich an einen ruhigen, angenehmen Platz, an dem Sie ungestört sind. Machen Sie es sich bequem, zünden Sie eine Kerze an, wenn Sie das möchten. Schalten Sie alle Störquellen aus, auch Musik, und lassen Sie zu, dass Sie einfach nur »sind«, auch wenn das anfangs ungewohnt oder gar beunruhigend sein mag. Starten Sie mit einigen Minuten, und gönnen Sie sich in der nächsten Sitzung schon mehr Zeit für diese Übung. Wenn Ihre Gedanken in die Vergangenheit oder Zukunft wandern, holen Sie sie liebevoll zurück. Aber alles ohne Anstrengung – das Wort »muss« gibt es einfach nicht mehr.

Stille

Atmen Sie ruhig und gleichmäßig, und verfolgen Sie Ihren Atem. Das allein ist schon ein guter Trick, um bei sich selbst anzukommen und im Hier und Jetzt zu bleiben. Stellen Sie sich vor, wie der Atem in das tiefe Zentrum Ihrer inneren Stille fließt, immer wieder. Fühlen Sie nur noch, wie Ihr Puls und Ihr Herz klopfen. Entspannen Sie sich in dieses Nichts hinein, lassen Sie sich mit jedem

Atemzug mehr und mehr in die Stille fallen. Das Außen mag sich verändern und ruhelos sein. Sie aber sind im stillen Zentrum des Wirbelsturms ganz und gar sicher, hier kann Ihnen nichts geschehen, solange Ihnen dies bewusst ist. Stille durchdringt Sie ganz und gar. Bis Sie spüren, dass die innere Stille sich mit der grenzenlosen Stille des Universums verbindet.

Hingabe

»Hingabe« ist ein weiteres Zauberwort. Es ist so ungefähr das Gegenteil von »Wollen«. Während eine Willensanstrengung eine aktive Tat ist – die Chinesen würden sagen, eine Yang-Energie (männlich ausströmend), stellt Hingabe eine fließende, aufnehmende weibliche Yin-Energie dar. Seien Sie bereit für alles, was geschehen mag, was auf Sie einströmt oder aus Ihrem Inneren heraus geschehen mag. Lassen Sie alles Wollen und alle Erwartungshaltungen los. Öffnen Sie sich, machen Sie Ihr Herz weit, haben Sie Vertrauen, dass nur liebevolle Energien zu Ihnen strömen werden. Auch hier genügt die Bereitschaft. Sollten Sie sich am Anfang nicht hingebungsvoll fühlen, ist das nicht schlimm – Übung macht den Meister. Vergessen Sie nicht: Seien Sie immer liebevoll sich selbst gegenüber.

Wahrnehmen

Beobachten Sie aus der Hingabe heraus, was geschieht – oder besser gesagt: Nehmen Sie einfach wahr, was Sie eben wahrnehmen. Das können Bilder, Formen, Farben, Töne sein. Oder einfach Empfindungen. Lassen Sie geschehen, und interpretieren Sie nichts. Beobachten Sie eine Weile den kleinen leeren Raum am Ende des Einatmens und am Ende des Ausatmens. Das ist die Matrix, das große Alles und gleichzeitig das große Nichts. Dasjenige, aus dem heraus Ihre ganze wundervolle Schöpfung geboren wird.

Ankommen und genießen

Atmen Sie am Ende dieser Meditation in der Stille einige Male tief ein, und beschließen Sie, wieder im Raum und in der Gegenwart anzukommen. Rekeln Sie sich, und dehnen Sie sich – und fühlen Sie, wie es Ihnen schon viel besser geht und wie wunderbar ruhig und entspannt Sie sind. Und die Sorgen, die Sie vorher hatten, sind schon viel kleiner – oder?

Da das Feld der Matrix unser gesamtes Verwirklichungspotenzial enthält, ohne selbst diese Wirklichkeit zu sein, enthält sie auch das ganze Potenzial der Heilung. Direkt aus ihr heraus können wir Heilung einfach geschehen lassen. Am besten, Sie ersetzen die Erwartungshaltung durch das Wort Vertrauen. Vertrauen Sie in das, was bei Ihnen selbst oder bei Ihrem Patienten/Klienten geschieht – und zwar zu 100 Prozent. Vertrauen Sie darauf, dass alles, einfach alles zu Ihrem besten Wohle geschieht – oder zum besten Wohle der Menschen, die sich Ihnen anvertraut haben. Daraus resultiert freilich nicht immer das, was Sie oder Ihr Ego sich zunächst vorgestellt haben. Es ist das Wunder, das geschieht, wenn Sie wissen, dass Sie selbst die Schöpfung Ihrer Realität in der Hand halten – und dass gleichzeitig die Verwirklichung dessen, was sein soll, vollkommen in der Weisheit des göttlichen Universums liegt. Dies ist kein Widerspruch.

Ihre Seele kann spüren, dass in diesem Sowohl-als-auch die Wahrheit liegt.

TEIL 3

Praxisanleitungen

SYSTEMISCHE AUFSTELLUNGEN AUF DEM PAPIER

In diesem Kapitel geht es nun ganz um die praktische Aufstellungsarbeit auf dem Papier. Sie erfahren, wie Sie Schritt für Schritt die jeweils dazu notwendigen Familienmitglieder bzw. die sonstigen Faktoren herausfinden, die Sie für eine 100 Prozent stimmige Lösung für alle Beteiligten brauchen. Alles, was Sie für diese Arbeit benötigen, ist ein leeres Blatt Papier, sinnvollerweise in Größe A3 (Zeichenblock), damit Sie genügend Platz für die Entwicklung des Bildes haben. Außerdem einen Kugelschreiber oder Bleistift und einige farbige Stifte zum Einzeichnen der harmonisierenden Worte oder Symbole. Ich persönlich benutze dafür ganz einfach bunte Markerstifte mittlerer Strichstärke.

Es ist äußerst hilfreich, irgendein energetisches Testsystem zur Verfügung zu haben, denn dann können Sie die benötigten Bestandteile ganz leicht austesten. Es reicht, wenn Sie ein Ja und ein Nein mit diesem Test herausfinden können, das ist ganz einfach zu erlernen.

Im Anhang finden Sie mehrere Testsysteme als Vorschläge aufgeführt. Probieren Sie es aus, jeder kann das, es ist wirklich leicht! Das hat den immensen Vorteil, dass Sie beim Zusammenstellen der einzelnen Faktoren für die Aufstellung und auch für die dann notwendigen Harmonisierungsimpulse nicht auf den Verstand angewiesen sind, denn dieser kann die Dinge, die im Unterbewusstsein verborgen sind, nicht erfassen. Diese aber brauchen wir auch für eine erfolgreiche Aufstellungsarbeit. Auch zum Herausfinden der optimalen Balancierungs-Energien zwischen den betroffenen Teilnehmern der Aufstellung können wir ein Testsystem gut gebrauchen. Wenn Sie sehr gut sind im Spüren und Ihrer Intuition schon zu 100 Prozent vertrauen, dann brauchen Sie kein Testsystem. Dann fühlen Sie einfach, wann das Bild fertig und ganz stimmig ist.

Ich selbst arbeite mit der Einhandrute (Tensor) – aber auch mit Pendel, Armlängentest oder dem kinesiologischen Muskeltest kann man sehr gut testen.

Testsysteme

Ich stelle Ihnen einige Testsysteme vor, die dann im Anhang (→ Seite 168ff.) noch genauer unter die Lupe genommen werden. Sie werden mit Sicherheit ein System finden, mit dem Sie gut zurechtkommen.

Einhandrute

Die Einhandrute, auch »Tensor« genannt, besteht aus einem Griff, einer beweglichen Stange aus Metall oder Kunststoff und einer daran befestigten Kugel oder einem Ring. Beobachten Sie, ob sich die Einhandrute für Ja in die waagrechte Richtung bewegen möchte oder in die senkrechte Richtung. Ihre Nein-Bewegung muss dann die entgegengesetzte Richtung anzeigen.

Pendel

Ja-Nein-Bewegungen müssen nicht unbedingt analog zu denen des Tensors ausfallen. Probieren Sie, wie Ihr Ja aussehen soll und wie Ihr Nein.

O-Ring-Test

Dieser Resonanztest mit Daumen und Zeigefinger stammt aus der Kinesiologie. Bilden Sie mit rechter und linker Hand jeweils ein »O« aus Daumen und Zeigefinger und verschränken Sie beide »Os« miteinander. Sagen Sie Ihren Namen: »Ich heiße ...« Wenn Sie nun Ihren linken und den rechten Arm auseinanderziehen, sollten die Finger zusammenbleiben, das heißt: »Ja, das stimmt!« Sagen Sie sich dann: »Ich heiße Rumpelstilzchen«, und ziehen Sie die Finger erneut auseinander. Sie werden merken, wie die Finger jetzt nachgeben und »durchrutschen«. Ihr inneres System meldet: »Das stimmt nicht!«, das heißt, diese Information schwächt Sie.

Armlängentest

Stellen Sie sich gerade hin, und strecken Sie beide Arme seitlich aus. Die Daumen zeigen dabei zur Innenseite des Körpers. Denken Sie dann »Ja«, und führen Sie die Daumen vor Ihrem Körper zusammen. Die Daumen sollten jetzt auf gleicher Höhe liegen. Das ist Ihr Ja. Denken Sie anschließend ein »Nein«, und führen Sie Ihre Daumen wieder zusammen; die Daumen sind jetzt gegeneinander verschoben, das heißt Nein.

Körperneigetest

Stellen Sie sich aufrecht hin, und sagen Sie Ihren Namen. Spüren Sie, wie Ihr Körper nach vorn zieht – das heißt Ja. Sagen Sie »Ich heiße Rumpelstilzchen«, und spüren Sie, wie Ihr Körper nach hinten zieht – das heißt Nein.

Heilende Bilder aus Symbolen, Worten und Farben

In meiner Arbeit mit Gruppen und Klienten habe ich über Jahre die Erfahrung gemacht, dass individuelle Familienbilder, aufgemalt auf Papier und kombiniert mit Symbolen, Worten oder Farben, wie ein »Schlüssel« zur Seelenebene des gesamten Systems wirken. Das aus einzelnen Puzzleteilen zusammengestellte systemische Bild enthält komplexe Informationen, mit denen der betroffene Mensch sowohl mit seinem Unterbewusstsein als auch mit einer höheren energetischen Ebene in Resonanz treten kann. Die Bilder wirken als Heilbilder, indem sie die unterbewusste Ebene des Einzelnen oder einer ganzen Gruppe »berühren«. Dadurch wird eine Veränderung auf der emotionalen Ebene erreicht, worauf wiederum die stoffliche »reale« Ebene des Körpers, der Situation, der Familienmitglieder, der Abteilung usw. reagiert. Nachdem sich auf der emotionalen Ebene etwas in Bewegung gesetzt hat, verändert sich zwangsläufig etwas im Gesamtsystem. Nicht selten habe ich erlebt, dass der Mensch, für den das Familienstellungsbild erstellt wurde, beim Übertragen des Bildes ins feinstoffliche Feld sehr emotional reagiert, zum Beispiel mit plötzlichem Weinen. Oder der Körper zeigt eine Veränderung wie Herzklopfen oder Übelkeit. Es ist, als steige der (eventuell lange unterdrückte) Schatten bzw. das blockierte Seelenthema aus den Tiefen des Unterbewusstseins an die Oberfläche auf, wo es letztendlich erlöst werden kann. Der Verstand kann sich natürlich nicht erklären, weshalb ein harmloses Bild aus verschiedenen Aufstellungsfaktoren, Wörtern oder Symbolen solche Reaktionen hervorrufen kann. Aber er ist ja auch nicht dazu gemacht, emotional-seelische Themen lösen zu können.

Oftmals ergeben sich aus dem Kontakt mit dem fertigen Gesamtbild Assoziationen oder Erinnerungen an frühere Begebenheiten oder auch (teils unangenehme) Situationen, die lange vergessen waren. Auch Themen, die vermeintlich schon genügend »bearbeitet« wurden, etwa über jahrelange Gesprächstherapie, zeigten sich plötzlich wieder als doch noch nicht erledigt. Sätze wie »Ich dachte, das Thema mit meinem Vater wäre erledigt, jetzt nimmt es mich emotional wieder so mit, das verstehe ich gar nicht …« sind keine Seltenheit, weil »darüber reden«, auch wenn es noch so oft und lange geschah, nicht das Fühlen auf der emotionalen Ebene ersetzen kann.

Genau dieses Fühlen zu erleben, sich dieses Spüren zu erlauben, das eigene Gefühl zum Ganzen zu integrieren und sich mit allen Anteilen, die man unbewusst in das System hineingegeben hatte, selbst vergeben zu können – und auch allen anderen Beteiligten –, heißt letztendlich, sich selbst wieder lieben zu lernen mit allen emotionalen Aspekten, die man eben in sich trägt. Dies erlöst letztendlich auch die Verletzungen, die in Resonanz mit anderen Menschen in früheren Situationen entstanden sind.

Erfahren Sie in diesem Kapitel, welche Kombinationen bzw. Faktoren oder Puzzleteile für welches Anliegen benötigt werden und wie man Verstrickungen erlösen kann, ohne den alten Schmerz noch einmal aufrühren zu müssen. So wie mich die »geistige Welt« zu dieser Arbeit geführt hat, wird sie auch Ihnen helfen, wunderschöne Impulse für gute Veränderungen bei allen Beteiligten selbst zu erschaffen. In Teil 4 finden Sie vielfältige Testlisten für wichtige Lebensbereiche wie Partnerschaft, Familie, Beruf, Geld usw. So haben Sie Ideen, welche Faktoren Sie überhaupt austesten könnten bzw. welche Beteiligten auf dem Papier aufgemalt sein möchten. Diese Listen geben Ihnen auch viele Ideen, was Sie denn einmal aufstellen könnten, zum Beispiel die Beziehung Ihrer Organe untereinander oder das Zusammenspiel Ihrer Meridiane.

Sie können die Aufstellungsarbeit auf dem Papier auch wunderbar vorbeugend nutzen, indem Sie zum Beispiel Blockaden, die auf den Organen liegen, bereinigen, bevor es zu Beschwerden kommen muss.

Gleiches gilt auch für den Ausgleich der Meridiane (Lichtbahnen) des Körpers oder für die Mitglieder einer Abteilung.

Wenn ich für mich und meine Arbeitskollegen eine Aufstellung auf dem Papier mache, dann kann ich weiteren »Beschwerden« in der Abteilung vorbeugen. Bei dieser Art von Aufstellungsarbeit ist es ganz besonders wichtig, das urteilsfreie Denken bzw. Bewusstsein zu beachten, das ich absichtlich als notwendige Grundlage für diese Art von Arbeit so ausführlich in Teil 2 besprochen habe. Denn wenn ich hierbei aus »niederen Beweggründen« bzw. aus dem Ego heraus einen Vorteil erlangen möchte, dann versuche ich zu manipulieren, und das wird sich letztendlich nicht positiv auf das Gesamtsystem – mich eingeschlossen – auswirken! Die Blockaden werden bestehen bleiben und/oder sich in anderen Lebensbereichen wiederholt niederschlagen. Familienstellen bedeutet immer, eine Lösung von Themen im Sinne aller am Gesamtsystem Beteiligten zu finden. Deshalb versuche ich niemals, das Verhalten einer bestimmten Person absichtlich zu verändern, sondern die bestmöglichen harmonischen Lösungen für alle Beteiligten und reibungslos funktionierende Verbindungen untereinander zu erschaffen. Wertungen wie »Der ist schuld!« oder »Die braucht bestimmt mehr Bescheidenheit!« sind absolut fehl am Platz. Letztendlich wissen wir nie, was »zwischen den Zeilen« des Familienfeldes unsichtbar wirkt. Genau das ist es aber, was wir herausbekommen wollen. Um es zu heilen, nicht, um es loszuwerden, denn damit haben alle Probleme ja meist erst angefangen.

Mit dem absichtslosen Testen funktioniert das sehr gut. Die geistige Haltung des »Alles was sich zeigen möchte, ist in Ordnung« muss aber vorhanden sein. Ablehnung und Voreingenommenheit sind Energien, die störend in die systemische Arbeit hineinfließen könnten.

Spielen Sie das Beziehungsspiel mit unendlichen Möglichkeiten

Gehen Sie ganz spielerisch an die Entwicklung der systemischen Bilder auf dem Papier heran. Es ist möglich, einfach alles aufzustellen, da Familienstellen eine Arbeit mit und für unsere Beziehungen ist. Unser Leben ist Beziehung – immer! Selbst wenn Sie als Einsiedler am abgelegensten Ort der Erde leben würden. Dann hätten Sie zumindest eine Beziehung zu Ihren (vielleicht schon verstorbenen) Eltern oder zu den Fischen, die Sie jeden Tag angeln. Und wenn eines Tages kein Fisch mehr anbeißen sollte, dann hoffen wir, dass Sie ein Stück Papier und einen Stift zur Hand haben … denn dann können Sie eine kleine Familienstellung für sich und den Fisch erstellen.

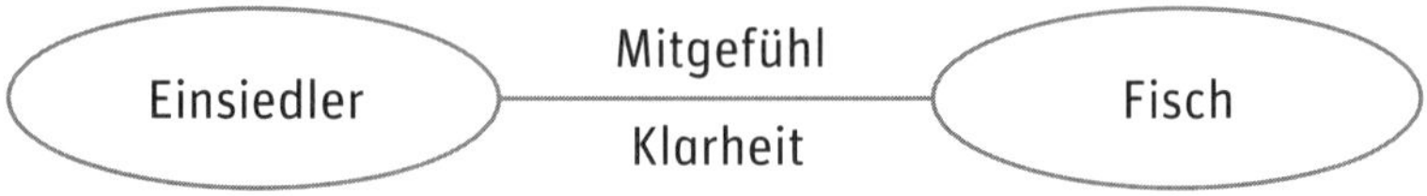

Egal, was Sie stört: Zu jedem Thema kann man eine Familienaufstellung machen. Auch wenn, wie in diesem Fall, nur zwei Faktoren notwendig sind.

Also: Die kleinstmögliche Aufstellung besteht aus wenigstens zwei Faktoren: Einsiedler – Fisch, Ehefrau – Ehemann, Schüler – Lehrer, Prüfling – Prüfer, Autor – Leser, Konsument – Produkt. Wenn mir diese Zweierbeziehung Probleme bereitet, mache ich eine kleine Aufstellung auf dem Papier, um zu sehen, welche Heilimpulse für beide Seiten förderlich sind und das Gleichgewicht wiederherstellen können.

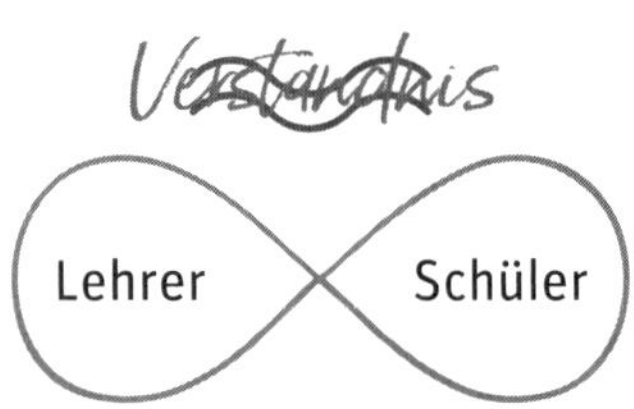

Für eine Aufstellung mit nur zwei Personen bzw. Faktoren eignet sich auch sehr gut die liegende Acht. Dies zeigt die Verbundenheit der beiden Betroffenen, die ja auch dann vorhanden ist, wenn sich die beiden nicht »leiden« können. Beide verbindet in diesem Beispiel das gemeinsame Thema »Verständnis«.

Diese praktischen Arbeitsbeispiele haben natürlich keinen Anspruch auf allgemeine Gültigkeit oder Vollständigkeit. Es sind eben Arbeitsbeispiele, die sich in der Praxis sehr bewährt haben, aber jeder Therapeut oder private Anwender hat andere Erfahrungen und bedient sich anderer Therapiesysteme, hat andere seelische Zugänge etc. Ich möchte Sie daher einladen, Bewährtes zu übernehmen, aber gleichzeitig auch selbst zu experimentieren, selbst kreativ zu werden im Einsatz mit den heilenden Impulsen.

Mit den vorgestellten Symbolen, Balancierungs-Wörtern und Farben können Sie ein wunderbar wirksames Heilbild für jedes Anliegen erstellen, ganz gleich, ob für körperliche, seelisch-emotionale oder geistige Beschwerden. Sie müssen nur noch die passende Kombination herausbekommen. Und das ist ganz einfach!

Entweder Sie erlernen ein einfaches Testsystem wie den Umgang mit Pendel, Einhandrute (Tensor) oder Muskeltest, oder Sie vertrauen ganz Ihrer Intuition und Führung. Mit ein wenig Übung gewinnen Sie jeden Tag mehr Selbstvertrauen und Routine in »Ihrer« Testmethode.

Vorbereitung

Holen Sie zunächst hinzu, was Sie für Ihre Arbeit benötigen:

- einen Tisch
- ein leeres Blatt Papier (DIN A3)
- Kugelschreiber oder Bleistift und Farbstifte

Fragestellung klar formulieren

Natürlich haben Sie ein Anliegen, weshalb Sie die Familienstellung auf dem Papier machen möchten. Das kann gesundheitlicher Art sein bzw. kann Symptome oder Beschwerden betreffen, die Ihnen zu schaffen machen. Oder es geht um Ihre Partnerschaft oder Ihre

Kinder oder den ewigen Streit mit der Schwiegermutter. Oder um einen Mangel an Geld oder Ihre berufliche Perspektive. Oder um auffällige Probleme, die sich zu wiederholen scheinen, zum Beispiel weil die Kollegen in jedem neuen Job nach einiger Zeit immer wieder dazu tendieren, Sie auszugrenzen.

Erinnern Sie sich an die wichtigen Basics in Sachen bewusster neutraler Geisteshaltung in Teil 2. Niemals geht es um Schuldzuweisung oder Manipulation. Sie sind immer in Resonanz mit einem Geschehen in der Gruppe, und Schuld gibt es nicht, auch nicht bei Ihnen selbst.

Überprüfen Sie vor der Aufstellung, ob Sie Ihr Ego beiseitelassen können. Sie formulieren also nicht »Wie kann ich Kollegin Dagmar dazu bringen, mit dem Mobbing aufzuhören?«, sondern z. B. »Was brauchen wir beide für eine harmonischere Kommunikation?«. Sie formulieren nicht »Wie kriege ich meinen Mann dazu, mir das Haus zu überlassen?«, sondern eher »Wie finden wir eine für uns beide bestmögliche Lösung?«. Benutzen Sie Ihr Testsystem: »Ist das eine gute Formulierung?«

Es ist aber auch möglich, die Angelegenheit kurz und knackig nur als Stichwort zu formulieren, denn Ihr sichtbares und unsichtbares Gesamtsystem aus Körper, Geist und Seele weiß ja im Prinzip sowieso schon, worum es geht, nur der Verstand hinkt mit seinen Formulierungskünsten meist etwas hinterher. Also wenn es Ihnen schwerfällt, einen befriedigenden Job zu finden, dann können Sie das Thema einfach als »mein Job« benennen. Wenn Sie sich zu oft mit Ihrem Mann streiten, dann etwa »meine Partnerschaft« – oder eben die Themen »Geld«, »Gesundheit«, »Kinder«, »Erfolg« usw.

»Etwas bewusst machen, was mit allen Erscheinungen im Außen zu tun hat«, ist auch immer eine gute Formulierungsidee, denn darum geht es ja letztendlich bei jeder Familienaufstellung.

Oft erzählen mir meine Klienten eine lange Familiengeschichte mit vielen Details ihrer Probleme in Familie und Beruf. Letztendlich können alle diese Punkte als »Symptome« betrachtet werden, die vielleicht ihren Ursprung im gleichen Basisthema haben. Wenn es zu komplex wird, frage ich einfach mithilfe der Einhandrute ab, ob es sinnvoll ist, hierfür eine Aufstellung auf dem Papier zu machen, auch wenn ich das Thema vorab nicht näher eingrenze. Die Eingrenzung erfolgt dann über die Abfrage, wie viele und welche Faktoren wir denn überhaupt für diese Aufstellung benötigen.

Faktoren des Familiensystems

Bevor Sie konkret etwas auf Papier bringen, müssen Sie zunächst einmal herausbekommen, wie viele einzelne »Mitglieder« Sie nachher in Form von Kreisen auf das Papier malen sollen. Testen Sie mit »Ja« oder »Nein« aus, wie viele »Puzzleteile« für diese Aufstellung relevant sein werden. Achtung: Nicht immer braucht die systemische Aufstellung alle Familienmitglieder, von denen Sie glauben, dass diese »bestimmt« dabei sein müssen! Also zum Beispiel nicht alle Ihre fünf Kinder. Oder sämtliche streitenden Kollegen in Ihrem Büro. Oder alle Ihre Exliebhaber. Wenn Sie eine Familie mit fünf Mitgliedern, bestehend aus Ihnen, Ihrem Partner und drei Kindern haben, dann kann es sein, dass nur ein einziges Kind und die Eltern auf das Blatt gemalt werden sollen. Das Kind aber hat dann wahrscheinlich eine Schlüsselfunktion für die Familienaufstellung, während die anderen Kinder für diese Aufstellung im Augenblick nicht relevant sind. Wohl kann es aber sein, dass zum Beispiel nicht mehr in der Familie lebende Kinder (weil sie vielleicht verstorben sind) mit auf das Papier gemalt werden wollen. Dazu aber später noch mehr. Ebenso kann es sein, dass Sie selbst gar nicht auf dem Blatt auftauchen sollen. Dann wirkt die Energie des Gesamtsystems zwar auf Sie ein, aber Sie haben nur insofern etwas damit zu tun, als Sie für das Kollektivfeld der Beteiligten, also zum Wohle der anderen arbeiten. In diesem Fall stellen Sie sich sozusagen als wissender Helfer für diejenigen zur Verfügung, die ihre Themen nicht aus eigener Kraft lösen können oder konnten, weil sie es damals einfach nicht besser wussten. Oft sind dies vergangene oder auch karmische Themen, die auf das aktuelle Familiengeschehen hineinwirken. Zum Beispiel möchten Sie, dass der heftige Streit, den Ihre Kinder immer öfter aufführen, endlich besser werden möge; die Kinder sollen aber gar nicht auf dem Papier stehen, sondern die verstorbenen Großeltern, die ihre Kinder noch durch Schläge erzogen haben, weil sie dies nicht besser »wussten«.

Dieses Thema können Sie dann als Helfer bereinigen, indem Sie den Großeltern die Lösung der Gewaltfreiheit im Nachhinein schenken. Bei mir persönlich sind es meist zwischen fünf und zehn Faktoren, die ich für die Aufstellung benötige, oft weniger, fast nie mehr als zehn Faktoren.

Welche Bestandteile gehören dazu?

Jetzt müssen wir herausbekommen, welche Bestandteile diese Familienaufstellung haben wird. Gehen Sie hierbei ganz logisch vor, aber testen Sie immer nach, ob dieser Faktor überhaupt mit auf das Papier gemalt werden soll. Also angenommen, Sie wollen die Aufstellung für Ihre Jetzt-Familie machen und diese würde aus Vater, Mutter und den drei Kindern Eva, Maria und Josef bestehen. Sie fragen einzeln mit der Antwort Ja und Nein ab: »Brauchen wir den Vater, die Mutter, Eva, Maria, Josef?« Schreiben Sie zunächst einmal nur die Ja-Faktoren untereinander auf ein separates Blatt. Vermeiden Sie Meinungen, wer Ihrer Ansicht nach doch noch dazugehören sollte. Ihr höchst intelligentes Körper-Seele-Geist-System weiß schon sehr gut, warum nur diese Beteiligten relevant sind. Das unsichtbare Feld, das hier darunter liegt, wird sowieso immer automatisch mit berührt.

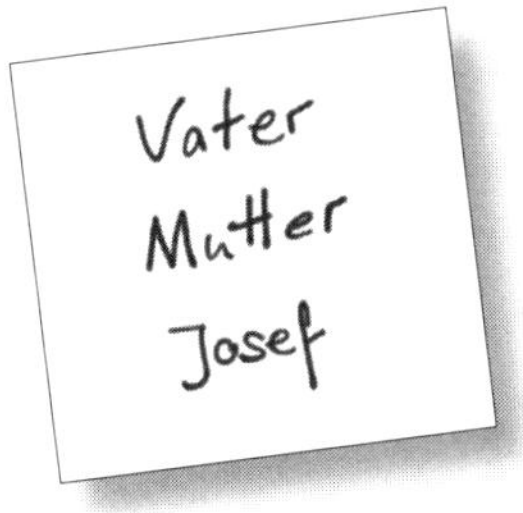

Wenn Ihr Thema zum Beispiel beruflicher Erfolg ist, dann könnte die Ideenliste so lauten:

- Ich
- Inhalte der Arbeit
- Geld
- Ort
- Zufriedenheit
- Erfüllung
- Kollegen
- Chef
- Selbstständigkeit

Wenn Sie dann nachtesten, welche Faktoren bei dieser systemischen Aufstellung »mitspielen« möchten, dann könnte zum Beispiel der Faktor »Geld« durchaus rausfliegen, weil er für den für Sie optimalen Job gar nicht so relevant ist. Und zugunsten von »Zufriedenheit« könnte sich auch das Wort »Erfüllung« erledigt haben.

Die Auswahlliste hieße dann zum Beispiel hier am Ende:

- Ich
- Inhalte der Arbeit
- Zufriedenheit
- Kollegen
- Selbstständigkeit

Diese Punkte würden dann vollständig genügen, um Ihr Anliegen mit allen sichtbaren und unsichtbaren Anteilen optimal in Balance zu bringen.

Unsichtbare Faktoren

Neben den von Ihnen jetzt bereits ausgetesteten Faktoren gibt es unter Umständen auch noch solche, die Ihnen gar nicht bewusst sind. Zum Beispiel kann es sein, dass das Familiensystem von einem unbekannten Kind beeinflusst wird, das die Mutter vielleicht schon sehr früh verloren hat, vielleicht sogar, ohne überhaupt zu wissen, dass sie schwanger war. Oder es gibt einen »totgeschwiegenen« Verwandten, von dem die Familienangehörigen aus irgendeinem Grund nichts mehr wissen wollten. Diese Familienangehörigen oder Vorfahren wirken energetisch auf das gesamte System ein und können unter Umständen auch dafür verantwortlich sein, dass Zeichen und Symptome entstehen, die nicht gerade angenehm sind, ohne dass wir diesen Grund erahnen könnten. Fragen Sie deshalb immer auch ab, ob es einen unbekannten Faktor gibt, den Sie mit auf das Papier malen sollen. Das ist dann ein Kreis, in den Sie z.B. X oder Y oder XY für »Unbekannt« hineinschreiben können. Schreiben Sie nicht das Wort »Unbekannt« selbst in den Kreis, denn für das energetisch-systemische Feld ist der Faktor sehr wohl bekannt.

In Teil 4 finden Sie etliche hilfreiche Faktorenlisten für verschiedene Systeme, zum Beispiel für die Bereiche Familie, Arbeit, Partnerschaft, Gesundheit, Organe und vieles mehr. Damit tun Sie sich leichter, auf Ideen zu kommen, welche Faktoren Sie denn für Ihre Aufstellung abfragen könnten. Viele Belange sind aber so speziell, dass wir hier natürlich nicht sämtliche Möglichkeiten für die systemischen Bestandteile abbilden können. Achten Sie darauf, welche Terminologien zum Beispiel in *Ihrem* Fachbereich verwendet werden; das sind Begriffe, die ich zum Beispiel gar nicht wissen kann. Ich weiß zum Beispiel nicht, mit welchen Worten ein Softwareprogrammierer sein Arbeitsfeld beschreiben würde. Wenn er in seinem Arbeitsbereich Probleme bekommt, dann braucht er aber aus genau diesem Bereich die Faktoren. Ein IT-ler weiß dagegen sehr wahrscheinlich nicht die wesentlichen Begriffe, mit denen ein Chirurg seinen Arbeitsbereich beschreiben würde. Arbeiten Sie mit den Fachbegriffen, die Ihnen vertraut sind. Es ist nicht notwendig, dass der Leiter der Aufstellung mit diesen Begriffen etwas anfangen kann; ebenso wenig ist es notwendig, dass der Aufstellungsleiter alle Ihre Familienmitglieder kennt.

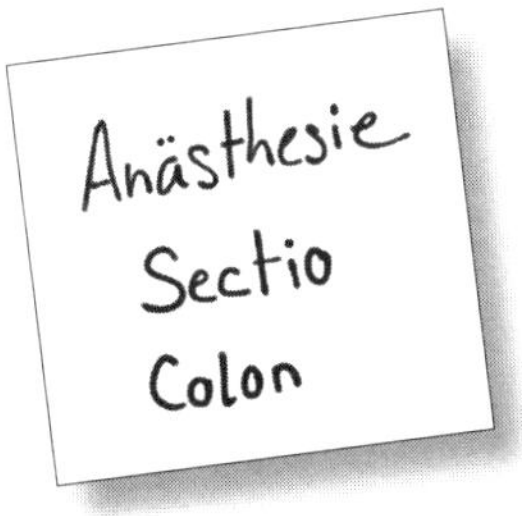

Nach dem Sammeln der notwendigen Faktoren erinnern Sie sich bitte auch wieder daran, dass es Energien gibt, die quasi »unter« dem ganzen Bild wirken und ebenfalls in das Gesamtgefüge mit hineinspielen. Das ist zum Beispiel die Energie der allumfassenden Verbundenheit, die es erst ermöglicht, das Zusammenspiel der einzelnen Faktoren zu betrachten und zu optimieren. Ein kurzer Gedanke der Wertschätzung für dieses Prinzip tut gut, bevor Sie die Aufstellung konkret starten.

Es gibt Faktoren, die sich erst im Laufe der Aufstellung zeigen wollen. Das ist so, wie wenn zuerst eine Schicht des Systems abgearbeitet werden soll, bevor ein weiterer Faktor ins Spiel kommt. Das merken Sie spätestens dann, wenn Sie alle bereinigenden bzw. harmonisierenden Impulse in das Bild hineingemalt haben, es aber noch immer nicht als »fertig« testet.

Vielleicht haben Sie drei Kinder, von denen aber anfangs nur eines auf das Papier gemalt werden sollte, weil es für das Familiensystem eine »Schlüsselposition« innehat. Nach Bereinigung des Grundthemas testen Sie dann zum Beispiel »Ist das Bild jetzt fertig?«, und es kommt ein »Nein«. Fragen Sie in so einem Fall dann ab, ob *jetzt* weitere Familienmitglieder aufgemalt werden sollen. Es könnte sein, dass jetzt die beiden anderen Töchter ebenfalls Ihren Platz auf dem Blatt einnehmen wollen, obwohl sie im ersten Schritt nicht wichtig waren. Dieses Prinzip können wir zum Beispiel mit der Säuberung eines Flusses nach einem Unwetter vergleichen. Solange dicke Baumstämme das Weiterfließen des Wassers verhindern, ergibt es keinen Sinn, die kleinen Kiesel wieder schön zu drapieren. Zuerst müssen die Baumstämme weg. Dann können wir uns als nächsten Schritt darum kümmern, die weiteren Verunreinigungen aufzuräumen.

Stellvertreter für die von Ihnen zusammengestellten notwendigen Faktoren der Aufstellung werden im nächsten Schritt einzelne gemalte Kreise auf dem Papier sein. Das ist ganz einfach, und jeder kann das sofort machen. In einer Aufstellung mit »echten« Menschen arbeiten wir ja auch nicht »direkt« mit den Menschen, um die es geht, sondern mit deren Stellvertretern in Form von anwesenden Teilnehmern der Aufstellung. Wir wissen, dass bei der systemischen Arbeit aber nicht einmal Menschen die Stellvertreter sein müssen, sondern diese zum Beispiel auch durch Holzfiguren ersetzt werden können. Diese sind dann quasi die »Stellvertreter der Stellvertreter«. Eine Aufstellung kann mit symbolischen Stellvertretern bestückt werden: Figuren aus unterschiedlichen Materialien, Kissen, Steine usw., oder indem man die beteiligten Personen ganz einfach auf Papier aufmalt. Emotionale Strukturen und Verstrickungen werden auch hierbei sichtbar. Unsere Kreise auf dem Papier stehen ebenso für die Puzzleteile, die für das Gesamtsystem notwendig sind, und sie tragen ebenso wie diese die Energien derer, die »eigentlich« gemeint sind. In einem System, in dem alles miteinander verbunden ist, ist das auch möglich, und auch hier können wir sogar in die Position der Kreise hineinspüren und die Gefühle der gemeinten Person und sogar eines nicht-menschlichen Stellvertreters spüren.

WICHTIG

Anmerkung
In der Regel arbeiten wir nur für Personen, die uns einen Auftrag erteilt haben, sonst wäre das nichts weiter als Manipulation oder Befriedigung unseres Egos. Es kann allerdings Ausnahmen geben, wo wir an die Personen, die Hilfe brauchen, nicht herankommen, zum Beispiel an solche, die in geschlossenen Einrichtungen sitzen. In diesem Falle stelle ich mir vor, dass ich die Seele des Betroffenen frage »Darf ich für dich arbeiten?« (Bitte ehrlich fragen!), und wenn ein »Ja« als Antwort kommt, erstelle ich ein systemisches Heilbild für das Anliegen der Person oder Personengruppe. Ich übertrage am Ende des Prozesses das Bild allerdings nicht direkt zu der Person oder Gruppe, sondern stelle mir vor, es gäbe einen »kosmischen Briefkasten«, in den ich das Bild hineingebe. Dann informiere ich die betroffenen Personen in Gedanken, dass es diesen Briefkasten gibt und dass sie sich, wenn sie möchten, jederzeit die dort deponierten Informationen abholen können. Sie können es dann natürlich auch lassen.

Gestaltung des systemischen Bildes

Nun geht es, nachdem Sie die notwendigen Einzelfaktoren kennen, an die konkrete Aufstellung auf dem bereitgelegten Papier. Wie gesagt, nehmen Sie am besten ein größeres Papierformat für diese Arbeit, zum Beispiel einen Zeichenblock im A3-Format, damit Sie genügend Platz haben, um später auch die Harmonisierungsimpulse hineinmalen zu können. Legen Sie es quer vor sich hin. Wenn Sie wollen, können Sie testen, ob das Papier eine bestimmte Farbe haben soll: In der Regel genügt Weiß. Schreiben Sie die Intention bzw. Ihr Anliegen nicht mit auf das Blatt, das können Sie auf einem Extrablatt machen (es reicht völlig, wenn Sie einfach nur wissen, worum es geht). Sie müssen wissen, für wen Sie arbeiten und welches Thema bzw. Anliegen Sie bereinigen möchten, ohne dauernd an das Thema denken zu müssen. Sie können auch mit dem Foto des betroffenen Menschen, des Tieres, einer Pflanze oder ebenso eines Hauses, Ortes usw. arbeiten. In diesem Fall legen Sie das Foto über den oberen Rand des Blattes. Auf dem Papier sollte anschließend nur die Aufstellung selbst entwickelt werden.

Aufmalen der Kreise als Stellvertreter

Soweit auch ein »Ich« (das dann für Sie selbst steht) als notwendiger Faktor ausgewählt wurde, beginnen Sie zuerst damit, diesen Kreis auf dem Blatt zu positionieren. Nehmen Sie den Kugelschreiber oder Bleistift zur Hand, und malen Sie einen Kreis für sich selbst irgendwo intuitiv auf das Blatt – und schreiben Sie das Wort »Ich« hinein. Man könnte die einzelnen Positionen für die Kreise auch austesten, aber ich persönlich entscheide das jeweils intuitiv, und das passt immer. Klienten lasse ich die Kreise selbst aufmalen. Jeder Kreis bedeutet dabei eine Person bzw. einen Faktor. Die Person kann die Kreise für die Personen dorthin malen, wo sie dies möchte. Sie muss allerdings wissen, welcher Kreis für welche Person steht (sie kann auch Namen oder Kürzel in den Kreis hineinschreiben). Ich teste in diesem Fall lediglich aus, wie viele und welche Faktoren wir brauchen und wie diese heißen sollen.

Zeichnen Sie nun weitere Kreise für jeden Bestandteil des Bildes, und wählen Sie dessen Position jeweils intuitiv aus. Schreiben Sie den Namen bzw. die Bezeichnung für diesen Stellvertreter jeweils in den Kreis hinein. Testen Sie am Ende noch einmal aus: »Habe ich alle notwendigen Faktoren eingezeichnet?« Denken Sie daran, dass auch noch ein Ihnen unbekannter Bestandteil fehlen könnte. In diesen Kreis würden Sie dann X oder Y oder ein Fragezeichen hineinschreiben. Manchmal wollen auch mehr als nur ein unbekannter

Faktor mit auf das Papier gemalt werden. Dann steht in dem einen Kreis zum Beispiel X und im anderen Y. Wenn unbekannte Faktoren ins Spiel kommen, müssen Sie nicht wissen, wer das wohl sein könnte (aus Neugierde dürfen Sie das natürlich abfragen); mit dem Einmalen in das Gesamtbild wird dessen Energie auf jeden Fall mit berücksichtigt, und das ist das Wichtige daran. Berufliche und private Probleme können mit unbewussten Bindungen auf seelischer Ebene zusammenhängen, die wie Gummifäden an uns kleben und unseren freien Weg blockieren. Blockierende Verstrickungen können wir mit Verwandten, Bekannten, Freunden usw. haben, aber auch mit Vorfahren und verstorbenen Seelen, die sich noch nicht von ihrem Hiersein gelöst haben oder die wir nicht gehen lassen konnten. So ist eine »Unordnung« entstanden, ein Herausfallen aus der göttlichen Harmonie des Systems.

Mithilfe von Familienstellungen können diese unerledigten Verstrickungen allmählich ins Bewusstsein rücken und heilsame Lösungen für die Seelen der Nachkommen gefunden werden. Durch das Lösen von Verstrickungen mit den Schicksalen anderer Familienmitglieder können wir den »richtigen« Platz in unserem Leben finden.

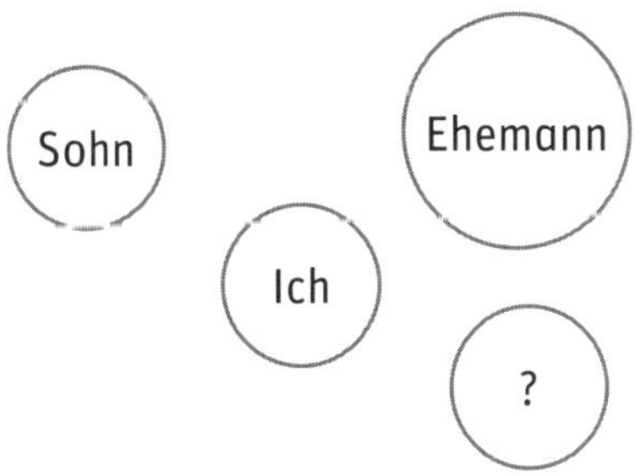

Testen Sie, welche Faktoren auf das Papier aufgemalt werden sollen, und verteilen Sie diese intuitiv als Kreise auf dem Blatt.

Jetzt haben Sie quasi die Einzelnoten für das Musikstück zusammengetragen und können im nächsten Schritt aus dem notwendigen Handwerkszeug eine wunderbar heilsame Symphonie komponieren.

Das Zusammenspiel – Verbindungen schaffen

Nachdem alle notwendigen Puzzleteile auf das Blatt aufgemalt worden sind, geht es darum, die Verbindungen zwischen allen Faktoren herzustellen, denn nichts steht für sich allein; alles beeinflusst alles andere. Wir sind hier in ständiger gegenseitiger Interaktion, auch wenn wir jemanden zum Beispiel nicht leiden können. Gerade hier besteht natürlich eine Resonanz, die sich anzuschauen lohnt, sonst würden wir emotional nicht beteiligt sein. Auf dem Papier stellen wir diese Verbindungen untereinander symbolisch in Form von Verbindungslinien zwischen den einzelnen Faktoren dar. Wir müssen jedoch austesten, wo Verbindungen eingezeichnet werden wollen und wo nicht.

Fragen Sie dazu zunächst, von welchem Kreis aus die ersten Verbindungslinien gezogen werden sollen – meist ist dies von der aufstellenden Person bzw. vom »Ich« aus, aber es kann ausnahmsweise auch einmal anders sein. Testen Sie, ob vom ersten Kreis aus jeweils eine Linie zu allen anderen Kreisen gezogen werden soll.

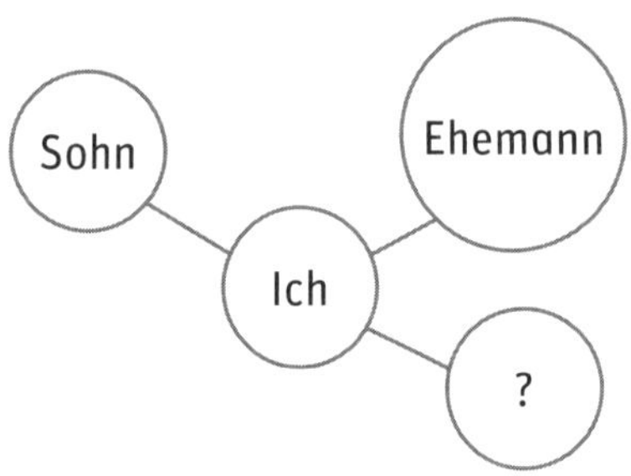

Zunächst stellen Sie fest, welcher Kreis das Zentrum des Bildes ist. Von diesem Kreis aus ziehen Sie Verbindungslinien zu den anderen Kreisen.

Fragen Sie anschließend, ob noch andere Linien gebraucht werden.

- Querverbindungen? Wenn ja, welche?
- Noch andere Linien? Wenn ja, von welchem Kreis ausgehend und wohin?

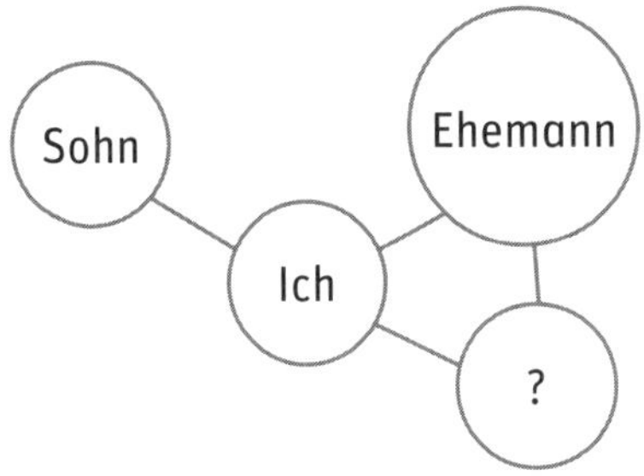

Einzeichnen von Querverbindungen zwischen den einzelnen Faktoren. Fragen Sie jeweils ab, wo Querverbindungen benötigt werden. Manchmal benötigen wir auch gar keine.

Sollen Linien eingemalt werden, die nicht zu anderen Kreisen, also zu »Mitgliedern des Systems« führen, dann hat das betroffene Systemmitglied Verbindung zu Energien, die außerhalb dieser »Familie«, Abteilung usw. hingehören und nicht unbedingt notwendiger Bestandteil des Jetzt-Systems sind. Vorstellbar ist zum Beispiel ein großes Hingezogensein zur Welt der Engel oder zu eigenen früheren Inkarnationen, wo man vielleicht eine Qualität hatte, die im Hier und Jetzt nicht gelebt werden kann. Vielleicht konnte man damals eine große Liebe leben und vermisst diese Fähigkeit jetzt sehr stark. Dann kann die Linie vom Kreis dieser Person aus zum Beispiel wie »ins Nirwana« führen, also von den anderen Kreisen weg.

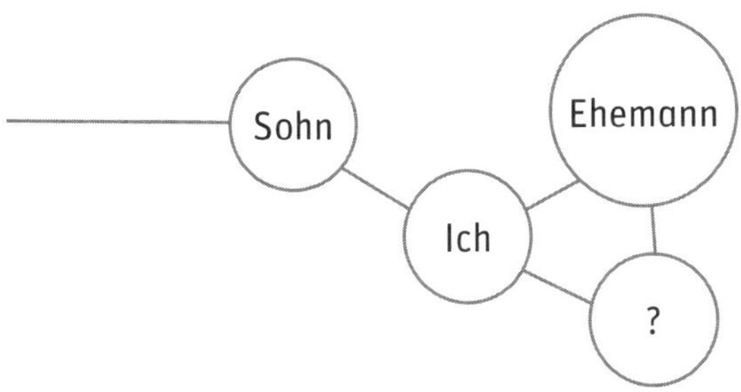

Es gibt auch Verbindungen zu Faktoren, die nicht auf dem Blatt eingezeichnet sind. Sie führen dann quasi ins »Nichts« bzw. zu uns unbekannten Faktoren – oder zu Faktoren, die sich uns nicht zeigen wollen. Diese Verbindung kann trotzdem belastet sein und entstört werden.

Auch wenn wir hier nicht genau wissen (und auch nicht wissen müssen), wo diese Linie hinführt, können wir sie anschließend austesten, um sie gegebenenfalls zu harmonisieren. Es ist empfehlenswert, in eine solche Verbindung hineinzufühlen bzw. den Klienten fühlen zu lassen, wo die Linie hinführt. Es ist fühlbar, wie die Energie beschaffen ist, zu der es uns hinzieht. Nach dem Einmalen von Symbolen oder Worten in die Verbindung wird sie sich anders anfühlen, vielleicht nicht mehr so schmerzhaft – oder es kann eine Erkenntnis erlangt werden, welche Art von Sehnsucht sich im Innersten versteckt hält.

Fragen Sie am Ende noch einmal: Habe ich alle Verbindungslinien, die wir hier brauchen, eingezeichnet?

Mehrdimensionale Verbindungen

Unsere Welt besteht aus unzähligen sichtbaren und nicht sichtbaren Puzzleteilchen, die miteinander in unterschiedlichster Weise verbunden sind. Und sie schwingen jeweils auf unterschiedliche Weise miteinander in einem mehr oder weniger harmonischen Zusammenspiel. Das ganze Universum, von dem wir Menschen ein natürlicher Teil sind, ist ein einziges Orchester aus schwingenden »Tönen«, wie bei einem Klangteppich, der von vielen Konzertmusikern mithilfe unterschiedlichster Instrumente erzeugt wird.
Wenn wir für das systemische Bild aus diesem riesigen Harmonikum einige Puzzleteile auswählen und diese dann symbolisch durch Striche verbinden, dann erwecken wir sie durch dieses Tun zur »Realität«. Und diese von uns erschaffene Realität können wir dann auch beeinflussen, indem wir zum Beispiel dissonante Verbindungen mithilfe von verschiedenen Symbolen, Worten oder Farben ausbalancieren.

Die »Wirklichkeit« ist aber relativ, sie entsteht einfach durch unser Bewusstsein. Wenn wir plötzlich »wissen«, dass es auch noch andere Möglichkeiten gibt, dann werden auch diese anderen Realitäten zu einer Wirklichkeit, mit der wir dann ebenso arbeiten können wie vorher mit einem kleineren Teil.

Seit vielen Jahren bereits erforschen Wissenschaft und Quantenphysik die Wahrscheinlichkeit der Existenz von mehreren Dimensionen jenseits unseres begrenzten Raum- und Zeit-Denkens. So beschreiben die Forscher, dass es sogar wahrscheinlich ist, dass es Parallelwelten gibt, in denen es mich und dich noch einmal oder sogar noch öfter gibt – und das gleichzeitig! Das sprengt natürlich unser bisheriges Denken und gewohntes Weltbild komplett. Noch fünf oder gar zehn Personen, die genauso sind wie ich und auch noch so aussehen?

Jedenfalls ging es mir im letzten Jahr, bevor ich anfing, dieses Buch zu schreiben, so, dass ich nach dem Malen aller Verbindungslinien noch immer nicht alle Verbindungen, die zu diesem System gehörten, berücksichtigt hatte. Auf die Frage hin, ob ich doch noch eine Linie einzeichnen sollte, kam aber immer ein Nein. Solche Ungereimtheiten möchten uns in der Regel auf eine Spur führen, die uns neue Erkenntnisse bringen kann und die für unser künftiges Arbeiten wichtig ist. Meine Erkenntnis daraus war jedenfalls, dass ich noch Verbindungen zu anderen Dimensionen berücksichtigen soll, die aber zur Unterscheidung vom klassischen dreidimensionalen Bild nicht als Linien dargestellt werden sollen, sondern als Punkte. Das Bild, auf das wir schauen, ist ja zweidimensional angelegt (wir malen es auf eine ebene Fläche). Wenn wir von oben draufschauen, nehmen wir automatisch die Dimension des zweidimensionalen Raumes ein. Kommt der Faktor Zeit hinzu, wird bereits die vierte Dimension Realität. Mit dem Einmalen von Punkten signalisieren wir, dass wir die Verbindungen zu weiteren Dimensionen berücksichtigen, und dadurch werden wir auch mit diesen kommunizieren können.

Fragen Sie also, nachdem Sie alle Verbindungslinien eingezeichnet haben: »Braucht es noch Dimensionspunkte?« Wenn ja, fragen Sie, wie viele, und verteilen Sie diese Punkte intuitiv auf dem Blatt.

Wir sehen jetzt zwar nur Punkte, aber diese sollen verdeutlichen, dass Verbindungen zu »oberen« und »unteren« Räumen gemeint sind (obwohl es hier natürlich nicht um unten oder oben geht, sondern um Verbindungen zu anderen Dimensionen). Es ist dann auch nicht mehr nur ein Uni-Versum, sondern unsere allumfassende Verbindung zu allen möglichen Multi-Versen. Das macht jetzt vielleicht ein wenig mehr fühlbar, was gemeint ist, wenn wir davon sprechen, dass wir nicht nur verbunden sind mit allem, was ist, sondern selbst das »Alles, was ist« sind!

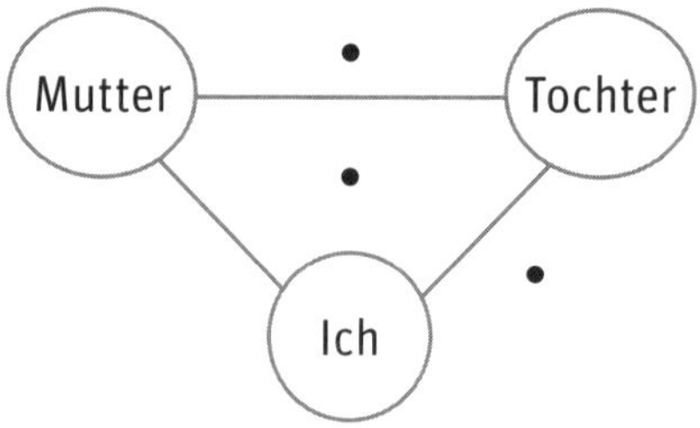

Die Punkte symbolisieren, dass wir drei andere Dimensionen berücksichtigen, die mit dem systemischen Feld verbunden sind. Wir müssen nicht wissen, was diese Dimensionen genau sind oder wie sie heißen.

Dimensionen

Unser Universum hat offenbar vier Dimensionen: drei räumliche und eine zeitliche. Doch Mathematiker und Physiker erforschen schon seit Langem die Eigenschaften von abstrakten Räumen mit beliebig vielen Dimensionen.

Die vier bekannten Raum-Zeit-Dimensionen unseres Universums sind unvorstellbar riesig. Die Dimension der Zeit erstreckt sich anscheinend Milliarden Jahre in die Vergangenheit und vielleicht unendlich weit in die Zukunft. Auch die drei Raumdimensionen sind vielleicht unendlich. Modernste Teleskope können inzwischen Objekte erfassen, die mehr als zwölf Milliarden Lichtjahre entfernt sind.

Einige physikalische Theorien postulieren zusätzliche Dimensionen, die zu so winzigen Kreisen zusammengerollt sind, dass wir sie noch nicht einmal entdeckt haben.

Wenn Sie Ihre Familienstellungen bzw. Ihre systemische Arbeit künftig unter Berücksichtigung sämtlicher wichtiger Verbindungen inklusive der anderen Dimensionen erstellen, sind die Chancen auf eine umfassende und nachhaltige Klärung und Heilung der Verbindungen um ein Vielfaches größer, als wenn Sie nur im dreidimensionalen Denken verhaftet bleiben. Wenn die Kommunikation fließt und Ungereimtheiten bzw. Blockaden in alle Richtungen ausgeräumt sind, dann wird es allen Beteiligten (also den Faktoren) besser gehen, und es ist nicht mehr notwendig, in alte unangenehme Muster zurückzufallen. Sie werden damit auch dem unsichtbar Wirkenden gerecht und allein dadurch, dass Sie es in das System miteinbezogen haben, »fühlt« es sich als integralen Bestandteil und zu den anderen dazugehörig. Und wer sich zugehörig fühlt, muss auch keinen »Ärger« mehr machen. Die Qualität des Zusammenspiels wird sich spürbar verbessern, und der Einzelne kann über einen optimalen Kommunikations- und Energiefluss auf die wertvollen Eigenschaften der anderen Beteiligten zugreifen.

Disharmonien im systemischen Feld aufdecken

Nachdem wir nun sämtliche Faktoren bzw. Bestandteile des Familienbildes zusammengestellt und alle Mitglieder miteinander verbunden haben, geht es darum, nicht harmonisch funktionierende Verbindungen herauszufinden und anschließend wieder ins Optimum zu bringen. Bei der systemischen Arbeit auf dem Papier geht es niemals darum, die einzelnen Faktoren selbst zu beeinflussen – nach dem Motto: »Der soll sich verändern.« Das wäre Manipulation. Wohl aber können wir den einzelnen Gruppenmitgliedern später bestimmte Ressourcen zur Verfügung stellen, die ihnen vielleicht bis jetzt gefehlt haben. Niemals geht es darum, dem Einzelnen aus egoistischen Motiven zu schaden oder gar Rache üben zu wollen, das hat in der Vergangenheit nie zu einer Verbesserung der Situation geführt. Wenn es zum Beispiel einem Kollegen dienlich sein wird, die Abteilung zu verlassen, dann wird er das nach der Bereinigung des gesamten Feldes wahrscheinlich tun, nicht aber dann, wenn ich ihn hinausdrängen möchte, um vor ihm meine Ruhe zu haben oder seinen Posten einzunehmen.

Im ersten Schritt kümmern wir uns nicht um eine Beeinflussung der einzelnen Systembestandteile, sondern darum, dass die Kommunikation untereinander optimal funktioniert und Blockaden wie Steine aus dem Weg geräumt werden. Mit einer optimalen Kommunikation werden Missverständnisse beseitigt, man kann sich verständlicher machen und Verständnis für den anderen entwickeln. Eine gute Kommunikation führt immer zu Lösungen, die allen gerecht werden, zu mehr Frieden und Wohlgefühl. Automatisch fließen auf diese Weise Wertschätzung und Mitgefühl in das gemeinsame Bild mit ein und damit natürlich und selbstverständlich auch zu mir selbst. Empathie mit den Mitmenschen und auch mit den anderen involvierten »Wesen« (Geld ist zum Beispiel auch so ein Wesen) entwickeln sich schon mit der Haltung des »Gemeinsamen« im Gegensatz zur vielleicht vorher vorherrschenden Haltung des Ego-Bewusstseins.

Weiterhin benötigen wir unser Testsystem, um herauszubekommen, auf welcher Verbindung eine Blockade liegt und auf welcher nicht. Legen Sie dazu Ihren linken Zeigefinger auf die Mitte einer jeden Verbindungslinie oder, wenn das unpraktisch sein sollte, denken Sie sich einfach in die Verbindung hinein. Fragen Sie, ob diese Verbindung zu 100 Prozent ausgeglichen ist. Wenn Sie das Bild für eine andere Person erstellen, dann bitten Sie diese Person, ihren eigenen Finger der Reihe nach auf jede Verbindungslinie zu legen oder sich in diese Verbindung hineinzudenken. Sie aber sind der Tester, der fragt, ob diese Verbindung zu 100 Prozent ausgeglichen ist. Die disharmonischen Schwingungen innerhalb der jeweiligen Verbindung werden jeweils sofort nach dem Feststellen mit Zeichen, Worten oder Farben ausbalanciert. Dazu später mehr. So können blockierende Schwingungen Zug um Zug in die Lösung gebracht werden, so lange, bis es im gesamten System kein Störfeld mehr gibt. Zeigt sich eine Verbindung nicht zu 100 Prozent ausgeglichen, brauchen wir hier immer mindestens einen Heilimpuls.

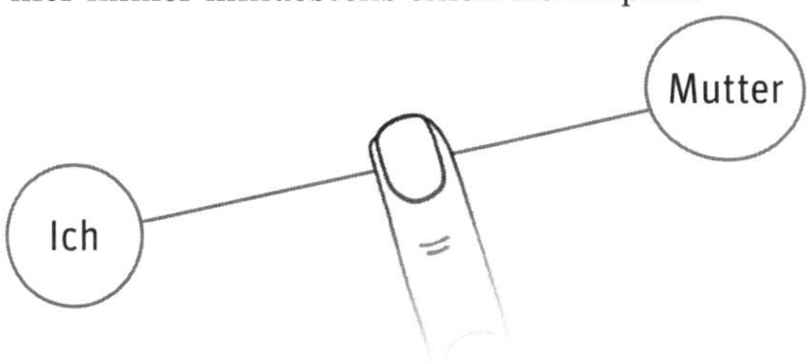

Legen Sie Ihren linken Zeigefinger auf die Verbindungslinie, und fragen Sie, ob diese Verbindung zu 100 Prozent in Ordnung ist. Wir testen immer nur die Verbindungen, nicht die einzelnen Personen.

Die harmonische Ordnung wiederherstellen

Sie haben nun herausgefunden, welche Beziehungen in Ordnung sind und welche Beziehungen einen Heilimpuls benötigen, um wieder in die Ordnung zu kommen. »Systemisches Durcheinander« kann mithilfe eines oder mehrerer hilfreicher Impulse wieder in

Harmonie gebracht werden, ohne dass wir irgendwelche emotionalen Dramen aufrühren müssten. Dazu benutzen wir die besonderen Kräfte von bestimmten Symbolen, Worten oder auch Farben. Dies alles sind Frequenzen, die ein dissonantes System wieder zu einem schönen Klang bringen können, ähnlich einer Saite, die verstimmt war und deswegen nicht mehr mit dem Rest des Orchesters zusammenspielen konnte, ohne unangenehm aufzufallen. Die Balancierungs-Impulse »wissen« quasi, wie man eine Saite auf den richtigen Ton stimmt. Das ist auf der körperlichen Ebene vergleichbar mit dem Einsatz eines passenden homöopathischen Mittels, das die Dissonanzen, die zu den Beschwerden geführt haben, »umstimmen« kann, sodass die Symptome nicht mehr notwendig sind.

Hier reicht ebenfalls in den meisten Fällen ein kurzer Impuls, um die (Lebens-)kraft wieder anzuregen. Der Rest geschieht im Körper von allein. So genügt auch bei der Familienstellung ein einziger kurzer Impuls, um das Gefüge in die stimmige Frequenz zurückzuführen. Dann »stimmt es wieder« in der Familie, in der Abteilung oder mit dem eigenen Seelenweg. Dies ist natürlich energetisch gemeint und es muss nicht unbedingt sein, dass zum Beispiel sofort neuer Geldsegen ins Haus kommt (falls das die Intention war), aber die Weichen sind gestellt und die Steine von den Gleisen geräumt, damit der Weg für Sie und die anderen Reisenden frei ist und Sie am Horizont das angestrebte Ziel wahrnehmen können.

Balancieren mit Symbolen, Worten und Farben

Sobald Sie eine Verbindungslinie als nicht zu 100 Prozent in Ordnung ausgetestet haben, malen Sie sofort die passenden Heilimpulse auf diese Zeile. Das kann ein einzelnes Symbol sein, ein einziges Wort oder auch nur eine Farbe, oder aber alles zusammen. Fragen Sie: Brauche ich ein Symbol? Oder mehrere? Brauche ich ein Wort? Oder mehrere? Brauche ich Farben?

Wenn Sie das herausgefunden haben, dann benutzen Sie die Testlisten im Anhang, um die passenden Symbole und Worte auszuwählen. (Für die Farben verwenden Sie den Farbkreis in der Buchklappe.) Diese Testlisten sind so angelegt, dass Sie die jeweils benötigten Heilimpulse auch intuitiv auswählen können. Malen Sie das Symbol oder das benötigte Wort direkt auf die Verbindungslinie. Wenn eine Farbe herauskommt, dann stellen Sie sich lediglich vor, wie diese Farbe in die Verbindung hineinfließt. Die Kraft der Visualisierung hat sich in den letzten Jahren sehr verstärkt, und sie ist äußerst wirksam! Erst wenn Sie eine Zeile bemalt haben, gehen Sie zur nächsten Zeile und fragen wiederum: »Ist diese Verbindung zu 100 Prozent ausgeglichen?«

Wenn nicht, brauchen Sie auch hier wieder Symbole, Worte oder Farben. Testen Sie jede Verbindungslinie, und malen Sie die Balancierungs-Impulse hinein, bis alle Linien auf diese Weise bearbeitet sind. Testen Sie nach dem Einmalen der Balancierungs-Energien sofort nach, ob diese Verbindung *jetzt* auch zu 100 Prozent ausgeglichen ist.

Die 20 Balancierungs-Symbole

Die 20 Balancierungs-Symbole, die ich Ihnen für den Einsatz in den systemischen Bildern zur Verfügung stellen möchte, sind auf intuitive Weise entstanden und entziehen sich einer Bewertung durch den Verstand. Ich weiß durchaus, dass das Bedürfnis groß ist, die Bedeutung von Symbolen »wissen« zu wollen. Dies dient aber eigentlich nur der Zufriedenstellung unserer linken Gehirnhälfte. Im Grunde kann Ihnen eine sprachliche Darstellung nicht wirklich mehr Wissen über die Wirkkraft der Symbole verschaffen. Ich empfehle Ihnen deshalb, ins Vertrauen zu gehen und die Symbole intuitiv und mit der Fähigkeit Ihrer wunderbaren menschlichen Sinne und Ihres Gefühls zu erfassen. Sie können sich darauf verlassen: Die Symbole tun ihre Wirkung.

Auf jeden Fall schaffen es Symbole sehr gut, »Getrenntes« wieder zu vereinen. Und überall dort, wo Abspalten und »Weghaben-Wollen« aufhört, kann Heilung, Frieden, Zufriedenheit und Harmonie geschehen.

Falls Sie andere Symbolkartensets kennen oder vielleicht schon nutzen, können Sie natürlich zusätzlich auch noch mit diesem erweiterten »Symbolschatz« arbeiten (Infos dazu unter Symbole-Kartensets, Seite 200); wenn nicht, genügen aber für das Thema Familienstellen und systemische Arbeit die Symbole in diesem Buch völlig. Die 20 Balancierungs-Symbole für die Harmonisierung der Verbindungen finden Sie in Teil 4, Seite 192.

Warum Symbole?

Den meisten ist es gar nicht bewusst – aber wir leben in einer Welt voller Symbole. Symbole sind die Sprache des Unbewussten, über die wir alle miteinander kommunizieren. So liegt es nahe, dass man die verschiedenen Symbole sogar für Heilzwecke, auch im Rahmen des Familienstellens, einsetzen kann: weil unsere Seele ihre Sprache versteht.

Symbole besaßen für die Menschen in allen Zeiten und Kulturen eine große Faszination – denn sie transportieren das Immaterielle, »Unsichtbare«, den »Geist der Dinge« ins Materielle, Sichtbare. Symbole können Informationen auf ihren kleinsten Nenner komprimieren, sie sind wie ein Stoppschild sofort zu verstehen, wenn nicht vom rationalen Verstand, so doch vom Unterbewusstsein. Das, was jenseits des Verstandes und des Verstehens liegt – und doch von jedem Lebewesen auf der ganzen Welt universell erkannt wird.

Symbole ziehen sich durch die Geschichte des gesamten menschlichen Daseins. Zeichen aus Höhlenmalereien der Steinzeit faszinieren genauso wie die digitalen Codierungen unseres Informationszeitalters. Kein Wunder, denn die Entstehung und die Entwicklung von Symbolen war ein bahnbrechender evolutionärer Schritt in der Menschheitsgeschichte: Schließlich war es eine enorme Leistung, als erstmals ein Mensch anstelle konkreter Dinge ein abstraktes Symbol zeichnete. Und bis heute ist der Mensch auch das einzige Lebewesen auf diesem Planeten, das auf Sinnsuche gegangen ist und ein selbstreflexives Bewusstsein hat, das mit abstrakten Symbolen umgehen und den dahinter liegenden Sinn verstehen kann. Nur der Mensch kann sich selbst Bilder ausdenken und diese mit Sinnhaftigkeit und Bedeutung anfüllen. Heutzutage sind Bilder und Symbole allgegenwärtig, und immer tragen sie für den Betrachter eine Bedeutung in sich, sie sollen uns etwas sagen, egal ob im Bereich Heilung oder über die Kunst.

Die »Kraft des Zusammenfügens« bei Symbolen

In dieser besonderen Zeit ist vor allem in »spirituellen« Kreisen oft die Rede von der »Überwindung der Spaltung bzw. Getrenntheit« und von der Sehnsucht nach Harmonie und »Einheit« mit allem, was ist. Dieses Bedürfnis kommt nicht von ungefähr.

Lange genug leben wir nun schon das Prinzip des »Diabolos« (griech. »diabolo« = »entzweien«; »dia« = »zwei«; das Verb »bállō« bedeutet auch »verwunden«), das uns glauben macht, der andere sei von mir getrennt – so sehr sogar, dass ich im Eskalationsfall glaube, Krieg gegen ihn führen zu müssen. So leben ganze Völker das teuflische Prinzip des Diabolos, und es ist kein Wunder, dass das Bedürfnis nach dem »Symbol«, dem »Zusammenfügenden«, immer mehr Menschen erreicht, weil seine Wirkung überzeugt (griech. »symbállō« = zusammenfügen). Unter »sýmbolon« verstand man ursprünglich einen Gegenstand, der in zwei Teile zerbrochen wurde (Knochen, Tonscheibe, Ring, Geldstück etc.), wobei jedem Partner eines der Teile übergeben wurde. Trafen sich die beiden Menschen wieder, dann »erkannten« sie sich daran, dass die beiden Teile zusammenpassten. Ein Symbol ist also ein Erkennungszeichen, und es kann etwas zusammenfügen, das (unter Umständen seit langer Zeit) getrennt war.

In den frühen Zeiten der Menschheit fühlten sich die Menschen noch nicht getrennt von Natur, Erde, Himmel und den Elementen. Sie waren selbst die Natur, und sie sahen sich nicht – wie die meisten heutigen Menschen – als getrennt von der großen Mutter Erde (nicht: »Ich gehe in die Natur«, sondern: »Ich bin die Natur«!). So erschufen sie sich eine Reihe einfacher »Ursymbole« und verbanden sich über deren tiefere Bedeutung immer wieder und ganz selbstverständlich mit Erde und Himmel. Zu diesen einfachen Grundformen gehören Kreis, Kreuzformen, Punkt, Dreieck und spiralige Formen wie die Schlange.

Im Gegensatz zu den »zivilisierten« Kulturen verstehen auch heute noch viele Urvölker die Zeichen und Symbole der Natur als Sinnbilder für tiefere Bedeutungsinhalte, als Zugang zur Sprache der Seele, und nicht nur als oberflächliche verabredete Zeichen, wie es der »moderne« linkshirnlastige Mensch von heute tut.

Aus diesem Bewusstsein heraus erreichen Symbole unbewusste und unterbewusste Regionen des Seins und können dort auch heilende und transformierende Prozesse in Gang setzen. In neuerer Zeit entdeckte und würdigte der Tiefenpsychologe Carl Gustav Jung die Macht des Symbols wieder: Er erkannte dessen archetypische Kraft (vor allem diejenige von Traumsymbolen), um uns mit der Sprache des Unbewussten zu verbinden. Jung sah die Symbole als »Offenbarung«; diese seien jedoch nicht über die Ratio, den Verstand, aufzuschließen, sondern rein über die Intuition. Auch der sprachgewaltige Goethe verstand das Symbol als eine »aufschließende Kraft, die im Besonderen das Allgemeine und im Allgemeinen das Besondere darzustellen vermag«.

Weil in unserem Gehirn innere Bilder und Symbole immer mit Emotionen verknüpft sind, kann ein Computer nur Symbole miteinander verknüpfen – aber eben nicht denken und fühlen. Moderne Lernmethoden beziehen dieses Wissen mit ein, wie etwa das NLP (Neuro-Linguistisches Programmieren) oder Mind Mapping: Wir lernen am besten, wenn die Information an ein Bild gekoppelt ist, so können Lerninhalte vom Kurzzeitgedächtnis in unseren Langzeitspeicher kommen – und auch bleiben.

Biophysiker und Neuroinformatiker, die seit Jahrzehnten versuchen, das Chaos im Gehirn abzubilden, sind sich sicher, dass das Gehirn nicht wie ein Computer funktioniert: Es verschlüsselt Informationen nicht in Nullen und Einsen wie ein digitales System. Man geht vielmehr davon aus, dass das Gehirn bei der Informationsverarbeitung eine Kodierung hat, die mit Symbolen arbeitet. Intelligenz beruht demnach auf Symbolverarbeitung. Symbole sind die kleinsten Einheiten des Denkens, bedeutungstragende Atome, aus denen sich die menschliche Intelligenz zusammensetzt. Die Forscher, die an der Künstlichen Intelligenz arbeiten, sprechen in diesem Zusammenhang von der »Physical-Symbol-Hypothesis«. Es gibt sie bereits seit Mitte der 70er-Jahre, und sie geht auf die beiden Computerwissenschaftler Alan Newell und Herbert Simon zurück. Die Forscher glauben, dass das menschliche Gehirn angefüllt ist mit elementaren Symbolen, die durch Nervenzellen identifiziert werden. Jeder dieser Zellen ist ein bisschen Bedeutung angeheftet, sie ist aber auch vernetzt mit anderen Neuronen, die bei einem Denkvorgang, einer Idee oder Vorstellung, an- oder abgeschaltet werden. Um die Aktivität im Gehirn zu beschreiben, muss man demnach wissen, welche bedeutungstragenden Zellen gerade »online« sind; dann wissen die Experten, was das Gehirn gerade denkt.

Ähnlich wie die Homöopathie ist das »Heilen mit Symbolen« eine Methode, die die entscheidenden Informationen und Impulse für die Selbstheilung bereitstellt.

Die Balancierungs-Wörter

Gedanken und Worte erschaffen Realitäten, ob wir das wollen oder nicht. Die Gefühle, die sich quasi »automatisch« mit den von uns benutzten Worten verbinden, finden direkten Zugang zum Gedächtnis unserer Zellen und zu den – dem Tagesbewusstsein nicht zugänglichen – tieferen Ebenen des Unterbewusstseins. Und dort tun sie ihr Werk, für uns fühlbar als positive oder negative Auswirkungen, als Wohlbefinden oder Unwohlsein, als Gesundheit oder Krankheit. Da wir geneigt sind, unsere Erlebnisse bzw. die negative Interpretation einer durchlebten Situation in unserem Leben stärker festzuhalten und auf Zellebene abzuspeichern als freudvolle Erlebnisse und Gefühle, bedarf es der Bewusstheit und einigen Aufwands, negativ besetzte Gedanken und Worte »loszuwerden« und gleichzeitig durch die positiven Schwingungen von »Heilwörtern« zu ersetzen. Aber es funktioniert! Manche Wörter haben eine extrem hohe Heilschwingung; sie verbinden uns quasi mit unserer göttlichen Herkunft und Quelle, und es lohnt sich sehr, in ihre heilsame Gegenwart einzutauchen. Für die Erstellung von systemischen Heilbildern habe ich 42 Balancierungs-Wörter ausgewählt (Sie finden sie in Teil 4 auf Seite 190f.).

Das für die jeweilige Verbindungslinie passende Wort testen Sie jeweils mit Ihrem Testsystem, oder Sie wählen es aus der Liste intuitiv aus. Schreiben Sie das Wort quer über die Verbindungslinie oder parallel dazu (am besten auch das austesten!). Wie gesagt: Gehen Sie erst dann zur nächsten Verbindung über, nachdem Sie alle benötigten Symbole und Worte hineingemalt haben und evtl. auch die benötigte Farbe in die Verbindung hineinvisualisiert haben. Eine Interpretation der Worte ist nicht zielführend und auch nicht notwendig, denn diese Interpretationen können niemals vollständig sein, Sie oder das betroffene System können etwas Eigenes darunter »verstehen«, da die Wortschwingung ebenso wie Symbole vielfältigste Assoziationen beinhalten, die noch dazu weder durch

Raum oder Zeit voneinander getrennt sind. Versuchen Sie, das nicht mit dem Verstand zu erfassen, denn dieser kann Sie allzu leicht in eine Denksackgasse führen. Die Worte haben eine energetische Wirkung – auch oder gerade deswegen, wenn wir uns »der Meinung enthalten«.

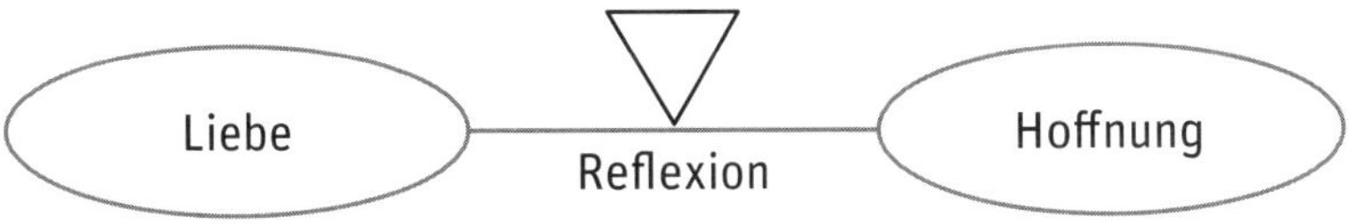

Die Verbindung zwischen Liebe und Hoffnung wurde mit dem Dreieckssymbol und der Wortschwingung »Reflexion« entstört. Diese Verbindung testet jetzt »zu 100 Prozent in Ordnung«.

Farbbalancen

Die energetische Wirkung von Farben ist inzwischen hinlänglich bekannt, zum Beispiel aus der Farbtherapie. Es ist letztendlich eine Arbeit mit der Energie des Lichtes, das ja für uns alle lebensnotwendig ist. Das für unsere Augen »weiße« Licht der Sonne enthält die sieben Spektralfarben des Regenbogens, auch wenn wir dies nicht direkt wahrnehmen können. Die sieben Hauptchakren, also die wichtigsten Energiezentren des Menschen, sind auch nicht zufällig den sieben Farben des Regenbogens zugeordnet (auch Tiere haben im Übrigen Chakren). Wie wunderschön ist doch ein Regenbogen für Herz und Seele!

Im Körper gibt es Leitungsbahnen für Licht, die dem Verlauf der Meridiane, unseren »Lichtbahnen«, entsprechen. Die Haut kann Farbschwingungen aufnehmen und als Heilungsimpuls in das Innere des Körpers weiterleiten, und es ist vielfach nachgewiesen, dass auch die Zellen mithilfe von Licht kommunizieren (nach Prof. Dr. Popp, → Literaturverzeichnis, Seite 202). Farben können sehr gut als heilende Frequenzen eingesetzt werden. Von Fall zu Fall kann der Organismus, eine Verbindung oder auch das gesamte systemische Feld eine spezifische Farbe als Heilimpuls benötigen. Deswegen habe ich Ihnen auf den Umschlagseiten eine spezielle Farb-Testtabelle mit den zwölf wichtigsten Farben zusammengestellt. Stichpunkte zu den energetischen Qualitäten dieser Farben finden Sie auf den Umschlagseiten des Buches. Welche Farbe die richtige ist, testen Sie individuell mit Ihrem Testsystem auf der Buchklappe aus. Sie können die Farbe aber auch einfach intuitiv auswählen.

Jede Farbe hat eine bestimmte Frequenz, die mit der Frequenz der Beteiligten in Resonanz tritt, um so einen Heilungsimpuls zu setzen. Eine zusätzlich Möglichkeit, mit der Kraft von Farben zu arbeiten, wäre, wenn Sie die Familienaufstellung anstatt auf weißem Papier von vornherein auf farbigem Papier erstellen. Testen Sie dann auch hierfür die richtige Farbe aus, oder überlassen Sie spontan Ihrer Intuition die Führung!

Wie gesagt, die Farben »malen« wir üblicherweise nicht in das Bild hinein, sondern stellen uns einfach vor, wie die Farbe an den richtigen Ort hineinfließt. Halten Sie diese Vorstellung des Farbflusses ruhig für mindestens 30 Sekunden aufrecht. Damit können Sie sehr gut auch Ihr allgemeines Vorstellungsvermögen schulen, was für die energetische Arbeit immer von Vorteil ist.

Ressourcen zur Verfügung stellen

Bis jetzt haben wir nur die Verbindungen der am System Beteiligten ausbalanciert. Das ist auch der Hauptteil der Arbeit, und oft ist das systemische Gesamtfeld damit schon zu 100 Prozent in Ordnung gebracht. Manchmal brauchen aber auch noch die einzelnen Faktoren bzw. Mitglieder dieser Aufstellung eine besondere Qualität, die sie bisher in ihrem Leben vielleicht noch nicht erworben bzw. erlernt haben. Auch hier geht es wieder um »übergreifende« Qualitäten und nicht um solche, die zum Beispiel einem Ego-gesteuerten Geschäftsleben dienlich sind. Ihr Ziel sollte also nicht sein, dass Ihr Kind jetzt brav ist oder Ihr Angestellter jeden Tag zwölf Stunden arbeiten kann. Ihr Anliegen sollten eher Seelenqualitäten sein, die wiederum dem ganzen Team zugutekommen. Selbst verstorbenen Personen können wir diese wertvollen Ressourcen und Fähigkeiten im Nachhinein zur Verfügung stellen. Wenn zum Beispiel Ihr Großvater ein Tyrann war, der die ganze Familie schikaniert hat, dann können Sie ihm auf der Seelenebene die Qualität der Milde zur Verfügung stellen. Aber testen Sie immer aus, welche Ressource passt, und entscheiden Sie wiederum nicht über den Verstand oder über eine Meinung. Wie gesagt, manche Faktoren bzw. Personen brauchen gar keine Ressource. In Teil 4 können Sie aus Ressourcen die passende auswählen (→ Seite 193).

Den ausgetesteten Begriff schreiben Sie beim jeweiligen Faktor an den äußeren Rand des Kreises. Testen Sie anschließend nach, ob dieser Faktor jetzt alles zur Verfügung hat, was er braucht. Wenn nicht, testen Sie eine weitere Ressource aus.

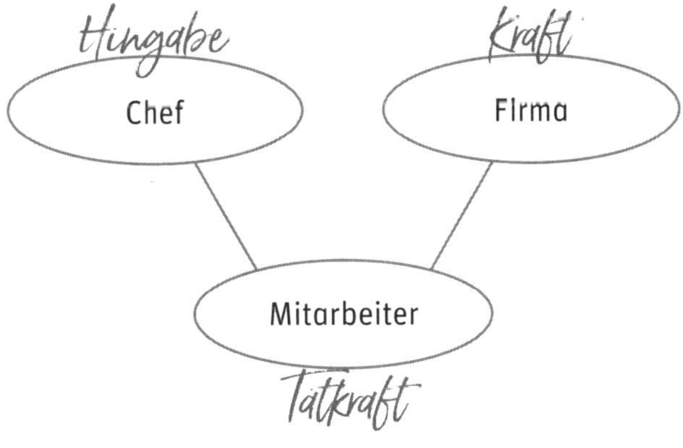

Der Faktor »Chef« benötigte hier die Ressource »Hingabe«, der Faktor »Firma« die Ressource »Kraft« und der Faktor »Mitarbeiter« die Ressource »Tatkraft«.

KURZ UND KNAPP: DIE WICHTIGSTEN SCHRITTE ZUR HEILBILD-ERSTELLUNG

Hier noch einmal als Überblick die wichtigsten Schritte, die Sie bei einer systemischen Aufstellung auf dem Papier durchlaufen. Hier geht es um die freie Aufstellung. Testen Sie, ob eventuell auch die Aufstellung eines Ahnenfeldes sinnvoll sein könnte (Beschreibung → Seite 146 ff.).

Vorbereitung

Sie brauchen:

- einen Tisch
- ein leeres Blatt Papier (DIN A3)
- Kugelschreiber oder Bleistift und Farbstifte

Anzahl der Faktoren testen

- Wie viele Faktoren soll ich für diese Aufstellung aufmalen?
- Zunächst grob eingrenzen: Sind es ein bis fünf Faktoren, fünf bis zehn Faktoren usw.?
- Abschließend testen Sie die genaue Anzahl der Faktoren.

Wie heißen die Faktoren?

- Schreiben Sie eine Liste mit möglichen Faktoren bzw. Mitgliedern der Familienstellung.
- Testen Sie, welche davon wirklich auf dem Papier stehen müssen.
- Fragen Sie, ob es noch unbekannte Faktoren gibt, die Sie dann zusätzlich berücksichtigen sollen.
- Bezeichnen Sie diese Faktoren mit X, Y oder XY.

Kreise als Stellvertreter für die Faktoren auf Papier malen

- Malen Sie für jeden Faktor einen separaten Kreis auf das Papier.
- Entscheiden Sie intuitiv, wo jeder Kreis hingehört.
- Fragen Sie am Ende, ob wirklich alle Faktoren vorhanden sind oder ob evtl. noch »unbekannte Faktoren« benötigt werden.
- Bezeichnen Sie unbekannte Faktoren mit X, Y oder einem Fragezeichen.

Verbindungslinien ziehen

- Von welchem Kreis ausgehend sollen zunächst Verbindungslinien gezogen werden?
- Zu welchen Kreisen sollen diese Linien verlaufen?
- Sollen noch Querverbindungslinien eingezeichnet werden?
- Wo genau? (testen oder Stelle intuitiv auswählen)
- Gibt es Linien, die nicht zu anderen Kreisen führen?
- Wohin soll ich diese einzeichnen?

Dimensionspunkte einmalen (falls notwendig)

- Fragen Sie, ob Dimensionspunkte für das Gesamtsystem notwendig sind.
- Wie viele Dimensionspunkte sollen eingezeichnet werden?
- Wo genau? (testen oder Stelle intuitiv auswählen)
- Zeichnen Sie die Punkte (etwas dicker) ein.
- Kontrollfrage am Ende: »Habe ich jetzt alle relevanten Verbindungen berücksichtigt?«

Verbindungslinien balancieren

- Legen Sie den Zeigefinger nacheinander auf jede Verbindungslinie, und fragen Sie: Ist diese Verbindung zu 100 Prozent in Ordnung?

- Wenn »Nein« angezeigt wird, testen Sie Symbole, Worte oder Farben, und malen Sie sie auf die Linie, oder lassen Sie sie per Visualisierung hineinfließen.

Ressourcen zur Verfügung stellen

- Testen Sie, ob die Faktoren noch Ressourcen benötigen.
- Wenn »Ja«, wählen Sie diese aus der Ressourcen-Testliste aus und schreiben sie an den Rand des betroffenen Faktors.

Ist eine Zeitlinie notwendig?

- Testen Sie, ob das gesamte systemische Feld jetzt zu 100 Prozent in Ordnung ist.
- Wenn »Nein«, dann malen Sie eine Zeitlinie auf und markieren die Zeitpunkte mit Kreuzen, an denen sich eine Störung zeigt.
- Testen Sie das emotionale Thema aus der Checkliste »Zeitlinien-Blockaden« aus (→ Seite 195 f.), und schreiben Sie es dazu.
- Bereinigen Sie das Blockadenthema mit Zeichen.

Das fertige Bild fühlen

- Sie können die Augen schließen.
- Legen Sie die Hände auf das Bild, oder schauen Sie es einfach an.
- Öffnen Sie Ihr Herz, und fühlen Sie die Energie des Bildes.

Heilbild übertragen

Fragen Sie die Einsatzmöglichkeiten ab:

- An einen Ort legen
- Aufhängen
- Am Körper auflegen
- Auf Wasser speichern (→ Seite 160)
- In einen imaginären Briefkasten stecken

Eine Gabe teilen

Viele unserer Eltern und Großeltern hatten härtere Schicksale als wir Nachfahren. Durch Kriege, Hunger, Leid, Vertreibung und Unterdrückung vitaler Kräfte wurden sie emotional hart und konnten sich als Person und Seelenwesen nicht ausdrücken. Dadurch verkümmerten Fähigkeiten wie Nachsicht, Milde, Verständnis, Offenheit usw. Wir kennen das oft, wenn wir uns an die Verhaltensweisen unserer Eltern und Großeltern erinnern. Es sind Verhaltensweisen, die wir zum Beispiel bei der Erziehung unserer Kinder nicht wiederholen möchten. Manchmal allerdings schleichen sich Verhaltensweisen unserer Vorfahren in unser Unterbewusstsein ein und steuern uns in eine von uns unerwünschte Richtung. Plötzlich werden wir immer stärker aggressiv, obwohl wir gerade das vermeiden wollten – oder traurig oder einfach nur unfähig, liebevoll zu sein. Da ist es völlig unproduktiv, einem Vorfahren die Schuld zu geben, denn aus seiner Sicht konnte er nicht anders; er hatte es nicht besser gelernt.

Aus energetischer Sicht »wissen« wir heute mehr. Dass zum Beispiel Liebe und Vergebung besser heilen als Druck und Zwang. Und da die Zeit keine Linie ist, können wir diese Qualitäten jederzeit mit unseren Ahnen teilen! Das heilt auch den alten Anteil in uns. Meditativ können Sie sich vorstellen, wie die Gabe, die Sie jetzt im Gegensatz zu Ihrem Vorfahren haben (Nachsicht, Güte usw.), zu der betreffenden Person hinfließt – wie zum Beispiel ein Nebel aus Licht. Sie sagen: »Ich teile diese Gabe mit dir.« Dadurch wird diese Qualität bei Ihnen selbst nicht weniger, aber Sie lassen den anderen Anteil haben. Das heilt Sie und Ihr Gegenüber und kommt wiederum dem Gesamtgefüge zugute. Man kann spüren, wie schön es ist, dieses zu tun, vor allem auch dann, wenn wir gegenüber diesem Menschen Angst, Wut, Zorn oder eine andere negative Emotion empfunden haben. Sie wird sich auflösen. Das, was uns trägt, ist immer die Liebe.

SONDERFALL: DAS AHNENFELD

Das Ahnenfeld ist eine Variation des Familienstellens auf dem Papier, die manchmal für den spezifischen Fall besser geeignet ist als die oben beschriebenen »freien Aufstellungen«. Ganz gleich, wie das Thema heißt bzw. für welche Angelegenheit Sie eine Aufstellung machen wollen, Sie könnten grundsätzlich immer testen, ob dafür eine freie Aufstellung oder ein Ahnenfeld besser geeignet ist. Das Ahnenfeld ist quasi eine Tafel Ihrer Vorfahren bzw. der Vorfahren der Person, für die Sie die Aufstellung machen möchten. Das Ahnenfeld beinhaltet lediglich die direkten Vorfahren – Mutter, Vater, Großmutter, Großvater der männlichen und weiblichen Ahnenlinie –, sonst nichts. Die weiblichen Personen werden dabei immer in Form eines Kreises dargestellt, die männlichen in Form eines Dreiecks mit Spitze nach oben.

Die Zeichnung beginnt am unteren Rand des Blattes mit der Person, für die die Aufstellung gemacht wird. Sind Sie eine Frau, zeichnen Sie zunächst ganz unten einen Kreis mit Ihrem Namen darin, und falls Sie ein Mann sind, zeichnen Sie ganz unten ein Dreieck mit Ihrem Namen darin. Nehmen Sie das Papier möglichst groß in A3, und legen Sie es quer vor sich hin, denn das Ahnenfeld braucht relativ viel Platz in der Breite. Fragen Sie zunächst ab, wie viele Generationen auf das Blatt gemalt werden sollen. Die erste Generation ist dabei Ihr Vater und Ihre Mutter, die zweite Generation jeweils deren Vater und Mutter. Frauen (Kreise) werden jeweils links eingezeichnet, Männer (Dreiecke) rechts.

Anmerkung

Früher sind diese Bilder oft »ausgeufert«, wenn fünf oder mehr Generationen Platz auf dem Papier finden wollten. Dann wurde es natürlich schnell unübersichtlich, denn die Verbin-

WICHTIG

dungslinien und die Balancierungs-Impulse mussten ja auch noch Platz finden. Anweisungen anderer Systeme, wonach mindestens sieben Generationen rückwirkend geklärt werden müssten, damit die Jetzt-Familie frei ist, habe ich in meiner Arbeit nicht bestätigt gefunden. Dieses Thema hat sich dann dadurch erledigt, dass ich eine »Zeitlinie« (weiter hinten beschrieben) eingeführt habe. Jetzt können Sie davon ausgehen, dass Sie für das jeweilige Ahnenfeld nur eine bis maximal vier Generationen auf dem Papier benötigen. Ausnahmen bestätigen natürlich auch diese Regel.

Bei diesem Bild benötigen wir zum Beispiel zwei Generationen – Eltern und Großeltern. Da ganz unten ein Dreieck eingezeichnet ist, wird diese Aufstellung für einen Mann gemacht.

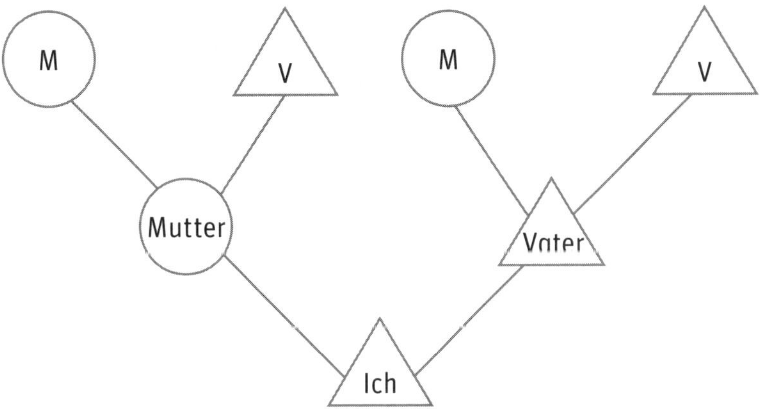

Hier sehen Sie ein Ahnenfeld mit zwei Generationen. Der männliche Ausgangspunkt (Dreieck unten) wird nicht als Generation gerechnet, das heißt, die erste Generation sind die Eltern.

Selbst wenn es um Probleme mit Ihrem Kind oder mit Ihrem Chef geht, taucht dieser Faktor beim Ahnenfeld nicht auf! Aber die Energien Ihrer Ahnen haben dann direkten Einfluss auf das Geschehen, da Sie ja zum Teil diese Energien übernommen haben und eventuell dadurch nicht frei sind, einen erfolgreichen Beruf oder eine glückliche Familie zu leben. Sie können diese Art von Aufstellung für jede Person machen, aber fragen Sie bitte vorher um Erlaubnis, sonst wird es schnell wieder zu einem manipulativen Unterfangen. Es genügt, in den untersten Kreis bzw. in das Dreieck einen Namen einzutragen oder auch einfach nur »Ich«, wenn es um Sie selbst geht. Die anderen Kreise und Dreiecke brauchen keine Namen, sie stehen hier nur jeweils als Mutter bzw. Vater von XY. Für die Lösung von Blockaden im systemischen Feld ist weniger die konkrete »Person« entscheidend als deren Funktion im System bzw. die Art der Verbindungsenergie zu den anderen Familienmitgliedern. Aber »wissen« müssen wir dies nicht. Die Balancierungen klären das Feld sowieso.

Lassen Sie genügend Platz zwischen den Kreisen und Dreiecken, um nachher noch alle Verbindungslinien einzeichnen zu können. Die Linien wie oben in der Skizze werden immer alle eingemalt, Sie müssen das nicht im Einzelfall austesten.

Disharmonien im Ahnenfeld austesten

Nachdem Sie nun alle notwendigen Generationen aufgemalt und alle Mitglieder auf die oben dargestellte Weise verbunden haben, geht es wiederum darum, nicht harmonisch funktionierende Verbindungen herauszufinden und anschließend wieder ins Optimum zu bringen, sodass auch hier die Kommunikation untereinander wieder optimal funktioniert und Blockaden aus dem Weg geräumt werden. Dabei spielt es übrigens keine Rolle, ob die Person schon verstorben ist oder noch lebt. Mit einer optimalen Kommunikation werden Missverständnisse über den Tod hinaus geklärt und beseitigt. Das spürt man nach so einer Aufstellung deutlich bei den lebenden Familienmitgliedern, auch bei jenen, die gar nicht auf dem Blatt auftauchen.

Ein bereinigtes Ahnenfeld führt immer zu Lösungen, die allen gerecht werden, zu mehr Frieden und Wohlgefühl.

Finden Sie mit Ihrem Testsystem heraus, auf welcher Verbindung eine Blockade liegt und auf welcher nicht. Legen Sie dazu Ihren linken Zeigefinger auf die Mitte einer jeden Verbindungslinie, oder – wenn das unpraktisch sein sollte – denken Sie sich einfach in die Verbindung hinein. Fragen Sie, ob diese Verbindung zu 100 Prozent ausgeglichen ist. Wenn Sie das Bild für eine andere Person erstellen, dann bitten Sie diese Person, ihren eigenen Finger der Reihe nach auf jede Verbindungslinie zu legen oder sich in diese Verbindung hineinzudenken. Sobald eine Verbindung nicht in Ordnung ist, wird diese sofort bereinigt.

Die harmonische Ordnung im Ahnenfeld wiederherstellen

Sie haben nun herausgefunden, welche Beziehungen zwischen Ihren Vorfahren in Ordnung sind und welche Beziehungen einen Heilimpuls benötigen, um wieder in die Ordnung zu kommen. Wenn die Linie nicht zu 100 Prozent ausgeglichen anzeigt, balancieren Sie wiederum mit Zeichen, Worten oder Farben. Testen Sie nach dem Einmalen der Balancierungs-Energien sofort nach, ob diese Verbindung jetzt zu 100 Prozent ausgeglichen ist. Erst wenn Sie eine Zeile bemalt haben, gehen Sie zur nächsten Zeile und fragen wiederum: »Ist diese Verbindung zu 100 Prozent ausgeglichen?« Wenn nicht, braucht es auch hier wieder Symbole, Worte oder Farben. Testen Sie jede Verbindungslinie in dieser Weise, und malen Sie die Balancierungs-Impulse hinein, bis alle Linien auf diese Weise bearbeitet sind. Beachten Sie, dass es immer auch Verbindungen gibt, die okay sind und keinen Heilimpuls benötigen.

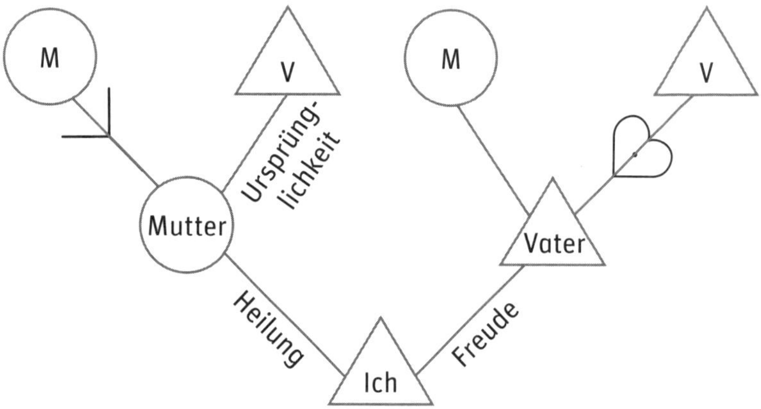

Balancieren des Ahnenfeldes mit Worten und Symbolen: Manche Verbindungen zwischen den Generationen benötigen keine Balancierung, auch wenn sich die beteiligten Personen im »echten Leben« nicht besonders gut verstanden haben. Beginnen Sie unten beim »Ich« mit der Testung. Testen Sie nur die Verbindungen, nicht die Personen.

Andere Dimensionen berücksichtigen?

Bislang habe ich das Ahnenfeld ohne Berücksichtigung eines möglichen Einflusses von anderen Dimensionen erstellt. Aber die »Zeit« bzw. unsere Erkenntnisse bleiben ja nicht stehen. Mit dem Einmalen von Punkten können wir auch beim Ahnenfeld signalisieren, dass wir die Verbindungen zu weiteren Dimensionen berücksichtigen, und dadurch werden wir dann natürlich auch mit diesen kommunizieren können. Sie können diese Frage experimentell austesten. »Braucht es Dimensionspunkte im Ahnenfeld? Wie viele?« Intuitiv würde ich bei einem Ja die Punkte über die Generationen in Richtung oberer Rand des Blattes malen.

Fragen Sie also, nachdem Sie alle Verbindungslinien eingezeichnet haben: »Braucht man noch Dimensionspunkte?« Wenn ja, fragen Sie, wie viele, und verteilen Sie diese Punkte intuitiv auf dem Blatt.

QUALITÄTSKONTROLLE AM ENDE

Wenn wir das komplette systemische Bild bzw. das Familiensystem mit allen seinen Verbindungen ins Optimum gebracht haben, machen wir einen Schlusstest, ob jetzt das *ganze* System auch wirklich zu 100 Prozent im Optimum ist. Wenn Sie hier ein Nein bekommen, dann bringt es nichts, noch mal die einzelnen Verbindungslinien durchzutesten, ob hier etwas »falsch« gemacht wurde. Vertrauen Sie darauf, dass das stimmt. Auch etwaige Ressourcen können Sie den einzelnen Faktoren noch zur Verfügung stellen. Mehr hilft hier dann auch nicht mehr. Weiterführen kann uns aber die sogenannte Zeitlinie. Irgendeine Energie in irgendeiner Zeit wirkt noch blockierend bzw. hinderlich auf das komplette System ein. Alle Mitglieder eines Systems, egal ob das ein privates oder geschäftliches oder zum Beispiel auch ein Organsystem ist, verbindet etwas Gemeinsames, sonst würden sich diese »Familienmitglieder« in diesem Leben nicht begegnen.

Hindernisse, Unangenehmes oder Beschwerden und Symptome innerhalb dieses Systems sind immer Anzeichen dafür, dass die gemeinsame Blockade, das heißt, die gemeinsame Resonanz erkannt werden soll. Nichts anderes bezweckt die Sprache der Symptome oder der Geschehnisse in unserem Leben.

Da die Zeitlinie in Wirklichkeit gar keine Linie ist, sondern ein schwingendes Feld der Möglichkeiten im Hier und Jetzt, haben sich die Mitglieder des Systems quasi unbewusst dazu entschieden, die gemeinsame Blockade zu leben bzw. zu zeigen, bis sie zum Wohle von allen aufgelöst werden kann. Wenn Sie die Aufstellungsleiterin sind, dann haben Sie auch die Kraft und den Auftrag, für das ganze System zu wirken.

Die Linie der Zeit

Irgendjemand aus dem gesamten Familiensystem wird irgendwann einmal genügend Bewusstsein erlangt haben, um die Heilung für alle Beteiligten zu initiieren. Da Sie im Augenblick dieses Buch lesen, bedeutet das sehr wahrscheinlich, dass genau Sie diese Person sind. Das ist die schlechte Nachricht ... Sie haben den Job! Die gute Nachricht ist: Sie können es, und die Arbeit zum Wohle der anderen wird Sie selbst immer weiter voranbringen, und das dient absolut Ihrer weiteren Bewusstseinsentwicklung sowie Ihrer individuellen Seelenfreiheit und Schöpferkraft. Glauben Sie mir, es ist eine ganz wunderbare Arbeit.

Also: Wenn das komplette System nach der Balancierung der Einzelverbindungen noch nicht auf 100 Prozent ist, dann malen Sie an den oberen Rand des Blattes eine horizontale Linie vom äußersten linken Rand bis zum äußersten rechten Rand. Schreiben Sie ganz links eine Null, in der Mitte für das aktuelle Jahr, in dem Sie leben, das Wort »Jetzt«, und an das rechte Ende der Linie einen Pfeil für die Zukunft.

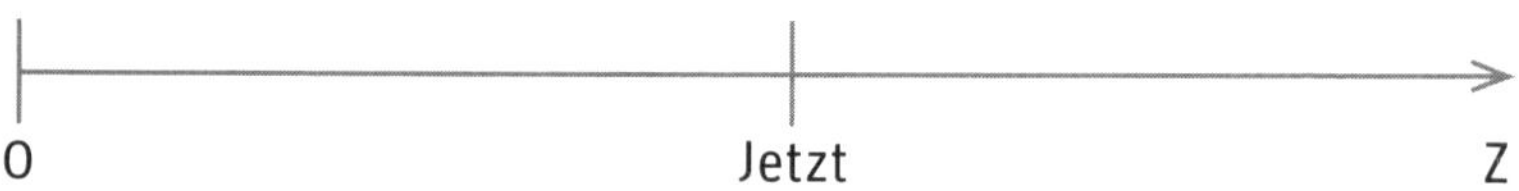

Die Zeitlinie »0« bedeutet »Anbeginn der Zeit«, wann immer das ist, »Z« bedeutet Zukunft. In der Mitte wird das »Jetzt« eingezeichnet, das zum Beispiel für das aktuelle Jahr 2018 steht.

Zwischen null und dem Jetzt liegt die Vergangenheit, zwischen dem Jetzt und dem Pfeil rechts die Zukunft. Sowohl in der Vergangenheit als auch in der Zukunft können Blockaden entstanden sein, die noch immer auf das komplette Familiensystem einwirken. Dass diese aus unerledigten Dingen bzw. Situationen aus vergangenen Zeiten stammen, zum Beispiel aus eigenen leidvollen Inkarnationen, können wir uns inzwischen gut vorstellen. Oft vergessen wir aber, dass die Zeit eben keine Linie ist, sondern ein Wahrscheinlichkeitsfeld, und so können wir uns im Hier und Jetzt durch unsere (negativen) Erwartungshaltungen auch Ängste, Zweifel oder Unsicherheiten in der Zukunft erschaffen. Dass dies funktioniert, erfahren wir dann, wenn wir gerade denken, man müsste mal wieder die Mutter anrufen, und in diesem Augenblick ruft die Mutter an. Ständig erschaffen wir durch unsere Gedanken und vor allem durch unsere damit verbundenen Gefühle Wahrscheinlichkeitsfelder in der Zukunft. Wenn ich erwarte, dass es immer schwieriger wird, in Zukunft meinen Lebensunterhalt bestreiten zu können, dann wird das bereits jetzt spürbar sein; Wenn ich erwarte, dass ich niemals den passenden Partner finden werde, dann realisiert sich das genau jetzt. In diesem Sinne kann Familienstellen auf dem Papier auch eine wundervolle Vorsorgemaßnahme sein (die leider von den Kassen nicht bezahlt wird ☺).

Indem wir uns um das Ausräumen von gedanklichen und gefühlten Blockaden im Jetzt kümmern, bewahren wir uns und unsere Familienmitglieder davor, den vorgezeichneten Weg einschlagen zu müssen.

Testen Sie zunächst, wo sich auf der Strecke zwischen null und jetzt eine Blockade befindet. Sie können sich diese Strecke in kleinere Abschnitte einteilen und im Ja-Nein-System testen. Dort, wo sich auf der Linie ein Ja zeigt, markieren Sie diese Stelle mit einem Kreuz. Es können mehrere Zeitpunkte in der Vergangenheit blockiert sein. Auch das Jetzt selbst kann blockiert sein; dann malen Sie auch hier ein Kreuz ein. Gehen Sie dann weiter, und testen Sie den Abschnitt zwischen dem Jetzt und dem Z = Zukunft. Sobald in einem Abschnitt ein Ja auftaucht, malen Sie hier ein Kreuz ein.

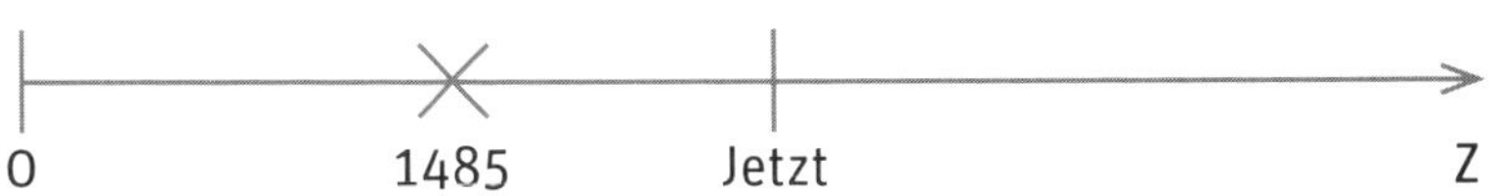

Das Kreuz beleuchtet eine bestimmte Zeit, hier zum Beispiel das Jahr 1485. Mit dem Markieren ist dessen Energie gegenwärtig, und die damalige Situation mit ihrer ungelösten Emotion ist unsichtbar im systemischen Feld greifbar geworden.

Kreuze im Vergangenheitsabschnitt bedeuten, dass es in vergangenen Inkarnationen eines oder mehrerer Familienmitglieder Situationen gab, die derart traumatisch oder prägend waren, dass diese Energie bis jetzt noch nicht losgelassen bzw. erlöst werden konnte. Diese Erfahrungen prägen die Gegenwart und neigen dazu, sich in ähnlicher, wenn auch abgewandelter Form zu wiederholen. Wenn zum Beispiel früher oft Kinder gestorben sind – an Hunger oder im Krieg – dann kann es jetzt unter Umständen schwierig sein, schwanger zu werden. Diese Erfahrung lebt im Jetzt und prägt unbewusst unsere Erwartungshaltung in die Zukunft. Dann wiederum wird es umso wahrscheinlicher, dass wir daran glauben, dass es eben schwierig ist, Kinder zu bekommen, und das realisiert sich wiederum im Feld der Zukunft. Die Energie der Zukunft kann ebenfalls sehr stark auf das Jetzt hineinwirken. Ein Teufelskreis. Wir wollen ihn durchbrechen.

Finden, was unsichtbar blockiert

Jetzt haben Sie das Wann auf der Zeitlinie gefunden. Als Nächstes müssen wir das Was finden, das heißt, um welche Blockade es sich handelt. Was meine ich mit Blockaden? In unserer Historie gab es immer wieder Situationen und Ereignisse, die jeder Mensch auf seinem Seelenweg durchschritten hat. Das Warum können wir nicht mit dem Verstand erfassen. Wir waren Täter und Opfer, wir wurden hingerichtet, vertrieben, verlassen und haben viele andere leidvolle Erfahrungen gemacht. Niemand ist frei davon. Das Problem aus der Jetzt-Perspektive sind nicht die Situationen selbst, sondern die *Interpretation* dessen auf der emotionalen Ebene. Wer freut sich schon wenn er verlassen wird, die meisten fühlen sich hilflos, schutzlos, einsam oder ähnlich unwohl. Angst und Schrecken überleben zuweilen das tatsächliche Ereignis, das ja zum Teil schon sehr lange her ist. Wir wissen dann zum Beispiel nicht, warum wir im Jetzt scheinbar grundlos eine Angststörung oder Phobie entwickeln. Die negativen Emotionen sind in den ältesten Gehirnteilen und in den Tiefen der Zellen abgelegt. Werden wir durch für andere harmlose ähnliche Situationen angesprochen, reagieren wir komplett überschießend, was auch für uns selbst überraschend und befremdlich ist. Mit Blockaden meine ich somit die tief vergrabenen Emotionen, die uns längst vergangene Ereignisse ständig reaktivieren lassen und dadurch auch unsere Zukunft beeinflussen. Diese Blockaden können wirken wie eine »Fremdsteuerung«, kommen aber aus unserem eigenen Unterbewusstsein. Wir können sie auch von uns nahestehenden Personen in früheren Inkarnationen übernommen haben, ohne uns dessen bewusst zu sein, oder sogar aus dem allgemeinen morphogenetischen Feld einer bestimmten Gruppe – zum Beispiel aus dem Feld aller Vertriebenen, woraufhin vielleicht in der Folge auch aus unserem Ahnenfeld sehr viele Menschen vertrieben wurden. Sie selbst wurden vielleicht nicht vertrieben, fühlen sich aber heute so, als würden Sie ständig von Ihrem Platz vertrieben werden.

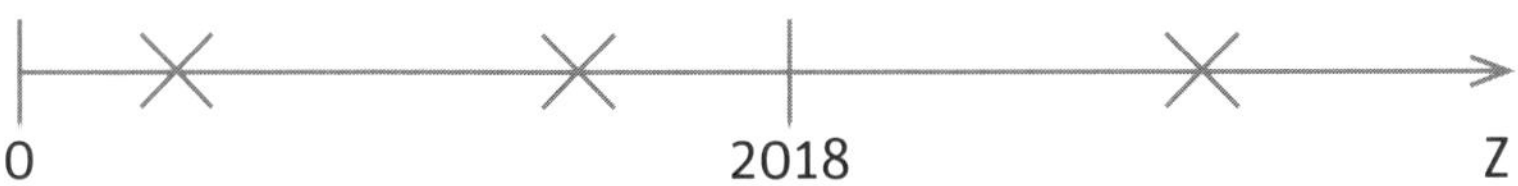

Wird ein emotionales Thema aus der Vergangenheit nicht aufgelöst, nährt es das Feld in der Zukunft weiter. Die Wahrscheinlichkeit, ähnliche Situationen zu wiederholen, wird verstärkt.

Arbeit mit der Testliste Zeitlinien-Blockaden

Nicht die geschehenen Ereignisse sind also wichtig, sondern die Emotionen, die aufgrund dieser Erfahrung noch immer wirksam sind und die Sie selbst und das gesamte systemische Gefüge beeinflussen. Es müssen nicht unbedingt Sie selbst sein, der die Emotion in das Gesamtgefüge hineinträgt, es können auch Ihr Partner, Ihre Kinder, Ihr Chef oder sonst irgendwer sein. Dieser Jemand ist aber keineswegs schuldig, denn um Schuld geht es nicht. Vielmehr stellt sich dieser Jemand zur Verfügung, damit die Blockade aufgedeckt und damit auch erlöst werden kann.

Da unser Verstand nicht wissen kann, um welche blockierende Emotion es sich genau handelt, arbeiten wir wiederum mit Testlisten, um sie herauszufinden. Benutzen Sie die Testliste in Teil 4 (→ Seite 195f.), und sehen Sie nach, in welchem der Kästchen Sie den Begriff finden.

Den gefundenen Begriff schreiben Sie mittig direkt unterhalb oder oberhalb der Zeitlinie. Im Anschluss geht es darum, diesen Satz bzw. diese Emotion zu bereinigen, und das tun Sie wiederum mithilfe der Symbole aus Teil 4, Seite 197. Testen Sie das geeignete Symbol aus, und malen Sie es über den Satz.

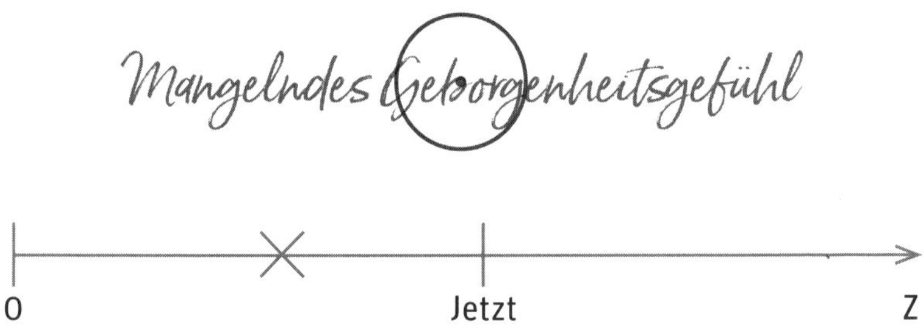

Das Thema »Mangelndes Geborgenheitsgefühl« war ein Blockadenprogramm der Vergangenheit. Indem es gelöst wurde, kann sich diese belastende Emotion jetzt auflösen.

Fragen Sie, ob diese Emotion jetzt zu 100 Prozent ausgeglichen ist. Im Normalfall ist sie das. Aus meiner Erfahrung heraus reicht meist ein Symbol. Wenn nicht, fragen Sie nach einer weiteren Möglichkeit des Ausgleichs (Noch ein Symbol? Ein Wort? Eine Farbe?). Damit endet der negative Einfluss dieser Emotion auf das Feld.

Das Bild ist fertig

Überprüfen Sie anschließend noch einmal das gesamte systemische Bild mit der Frage: »Ist das Feld jetzt zu 100 Prozent ausgeglichen?« Damit ist Ihr Heilbild jetzt fertig! Bereits mit den ersten Erstellungsschritten haben Sie begonnen, eine veränderte harmonische Energie für das Gesamtsystem zu installieren. Jetzt ist es im Optimum, und für alle Beteiligten ist eine tragende Basis geschaffen, damit sich auch in der »Realität« konkrete Veränderungen wirklich zeigen können.

Haben Sie Vertrauen, und kontrollieren Sie nicht ständig nach, ob sich Ihre konkreten Vorstellungen schon verwirklicht haben. Denn damit könnten Sie den positiven Impuls auch zurücknehmen. Misstrauen und Kontrollbedürfnis hindern die freie Entfaltung des ganzen Feldes. Sie haben eine gute Lösung installiert, den Rest überlassen Sie einfach Ihrem wunderbaren inneren Wesen, das schon weiß, was für Sie richtig ist.

Das Heilbild fühlen

Nach dem Fertigstellen des Heilbildes folgt nun ein wichtiger Schritt: das Erfühlen des Bildes als heilsame Information über Ihre Gefühlsebene und das Aufnehmen des Heilimpulses über Ihre Aura bzw. über Ihr Herz. So wird das Bild quasi »lebendig«. Dazu legen Sie eine oder beide Hände auf das Bild und schließen am besten die Augen.

Fühlen Sie ein bis drei Minuten lang einfach, was Ihr Körper spüren möchte. Vielleicht wird Ihnen warm oder kalt, vielleicht bekommen Sie Herzklopfen, fühlen sich plötzlich traurig oder Ähnliches. Alles ist in Ordnung und darf geschehen. Mehr noch: Was Sie fühlen, geht jetzt bereits in Ihren Organismus als Heilimpuls über bzw. findet den Weg zu einem anderen Adressaten.

Nur über die Gefühlsebene können wir unsere inneren Themen erlösen, der Verstand schafft diesen Weg nicht. Deshalb versuchen Sie nicht, Ihre Wahrnehmungen zu interpretieren, sie sind einfach und ermutigen Sie, im Vertrauen zu sein – im Vertrauen in alles, was geschieht.

Sie können das Bild auch auf den Solarplexus (Ihr Kraft- und Machtzentrum) oder auf Ihr Herz legen. Indem Sie die Energie aufnehmen, tun Sie das gleichzeitig auch für alle anderen Beteiligten.

Gefühle zulassen

Wenn Sie das Bild auf Ihr Herz oder auf den Bauch legen, schließen Sie am besten die Augen und spüren, wo die Energie bzw. Information des Bildes hinfließen möchte. Lassen Sie einfach alles geschehen, und forcieren Sie nichts (etwa durch den Versuch, die Information willentlich zu einer bestimmten Stelle im Körper zu »schicken«). Ihr feinstoffliches Feld weiß sehr gut selbst, welche Bereiche Ihres Organismus den Heilimpuls am meisten benötigen. Sie sind einfach nur der Beobachter. Wenn Sie in der Beobachterposition bleiben, werden Sie Ihre materielle Wirklichkeit erschaffen.

Wenn Sie das Bild für eine andere Person erstellen, dann weisen Sie sie darauf hin, dass es besonders wichtig ist, möglicherweise hochkommende unangenehme Gefühle zuzulassen. Gefühle sind weder gut noch schlecht, sie sind einfach. Es ist der erste Schritt zum Gehenlassen von Seelenblockaden, wenn diese ins Bewusstsein kommen dürfen. Dann haben wir die Chance, sie ohne Wertung anzuschauen und auch wieder gehen zu lassen. Das ist der erste Schritt zur Lösung und Heilung. Nehmen Sie sich genügend Zeit, um den Vorgang emotional zu integrieren.

Heilbilder übertragen

Fragen Sie anschließend, was der Klient oder Sie selbst mit dem harmonisierten Bild tun sollen:

- an einen bestimmten Ort legen oder aufhängen (Küche, Arbeitsplatz, Schublade, Nachtkästchen usw.)
- am Körper auflegen
- auf Wasser speichern
- in einen imaginären Briefkasten stecken, der genau für diesen Zweck erstellt wurde
- andere Ideen abfragen …

Wenn Sie für eine andere Person oder ein Tier gearbeitet haben, müssen diese nicht unbedingt anwesend sein; Sie können das Bild auch auf ein Foto des Empfängers bzw. Auftraggebers übertragen. Stellen Sie sich einfach vor, wie die Gesamtenergie des Bildes zum jeweiligen Adressaten strömt.

Fühlen Sie selbst, wann die Übertragung beendet ist, meistens nach zwei Minuten. Geben Sie zum Schluss einen Wunsch ins Feld, mit dem Sie die Wirkungszeit dieses geistigen Heilimpulses begrenzen: »Möge dieser Impuls so lange wirksam bleiben, wie er benötigt wird. DANKE!«

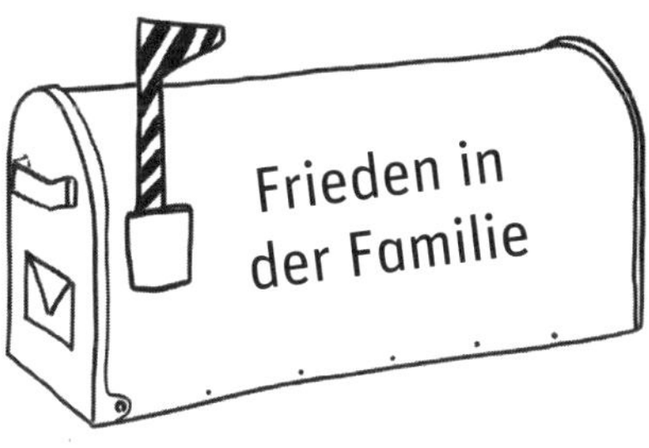

Der imaginäre Briefkasten ist eine Möglichkeit, Informationen zur Verfügung zu stellen, ohne Personen zu manipulieren. Sie erstellen »Ihren« Briefkasten ganz nach Ihrer Vorstellung in Gedanken. Die heilende Information wird gedanklich in den Briefkasten gelegt und kann dann »freiwillig« von den Beteiligten der systemischen Aufstellung abgeholt werden.

Harmonisierung mit Wasserübertragung

Die Speicherung von Informationen mithilfe Ihrer Vorstellungskraft auf Wasser ist eine weitere sehr gute Möglichkeit, harmonische Information zu verankern. Sie kann auch zusätzlich zu den oben genannten Übertragungen gemacht werden. Dies dient vor allem dazu, ungesunde Überzeugungen zu »überschreiben«, damit Sie nicht weiterhin dadurch gesteuert werden. Testen Sie, wie oft am Tag und wie viele Tage insgesamt die Wasserübertragung mit dem Bild gemacht werden soll. Setzen Sie sich dazu in Ruhe hin, und erlauben Sie sich auch hierbei, eventuell hochkommende Gefühle zu spüren. Wenn Sie für eine andere Person arbeiten, erklären Sie ihr, wie die Wasserübertragung funktioniert.

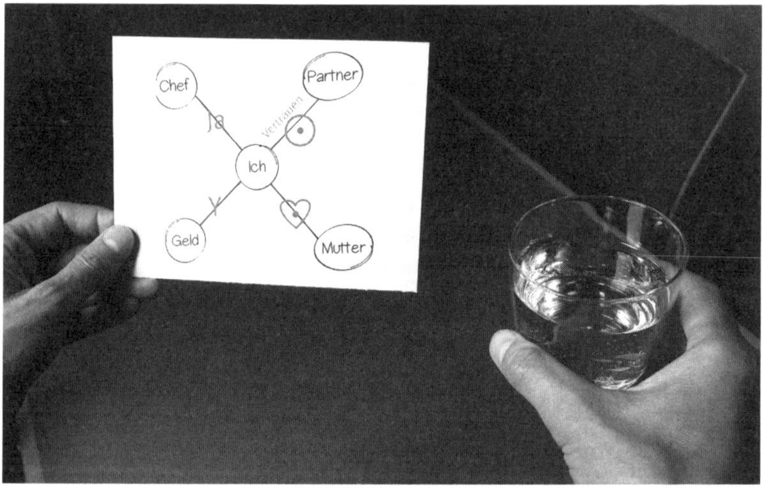

Stellen Sie sich vor, wie die Information des Bildes in das Wasserglas hineinfließt. Wiederholen Sie diese Vorstellung einige Male. Dann trinken Sie das informierte Wasser schluckweise. Dadurch stellen Sie sich selbst und über Ihre Ausstrahlung auch dem ganzen System eine neue Information bzw. Schwingung zur Verfügung.

ZUSÄTZLICHE MÖGLICHKEITEN, EIN SYSTEMISCHES FELD ZU BALANCIEREN

Mit den oben beschriebenen Möglichkeiten werden Sie in 99 Prozent aller Fälle gut zurechtkommen. Da alle Balancierungs-Maßnahmen letztendlich Energien sind, die sich in Frequenzen messen lassen könnten, sind natürlich auch andere Heilimpulse möglich. Im Literaturverzeichnis finden Sie weitere Kartensets bzw. Symbole, die ebenso hervorragend eingesetzt werden können.

Aber auch Klänge, Engelsymbole, Homöopathie, Bachblüten und andere »Mittel« können Hilfen sein, ein blockiertes System zu klären und zu harmonisieren. Diese Energien müssen auch nicht unbedingt in die Verbindungslinien eingemalt werden. Wenn das nicht geht, stellen Sie sich einfach vor, wie deren Energie in die Linie hineinfließt. Ihrer Fantasie sind hier letztendlich keine Grenzen gesetzt.

432-Hertz-Frequenz einschwingen

In meiner Praxis verwende ich manchmal eine Stimmgabel, die auf die Frequenz 432 Hertz gestimmt ist. Sie ist generell harmonisierend für Körper, Seele und Geist. Ich schlage sie an und setze sie auf das fertige systemische Bild auf oder bewege sie über das Bild, falls es am Ende trotz aller Maßnahmen noch immer nicht im Optimum ist. Immer wenn wir Musik in 440 Hertz (Kammerton A) hören, dann bedeutet das Stress für unser Innenohr; es muss sich den Ton immer erst zurechthören. 432-Hertz-Musik dagegen erreicht den Menschen direkt und wirkt deshalb immer entspannend.

Der Prozess der Vergebung

Wenn Sie öfter die Verantwortung für die Erstellung systemischer Heilbilder übernehmen, dann werden Sie immer mehr gefordert sein, die eigenen emotionalen Verletzungen hinter sich zu lassen. Denn das ist ein Rucksack, der Gewicht hat, das Sie unnötig auf Ihren Schultern mitschleppen und das Sie immer ein Stück weit daran hindert, diese Arbeit in völliger Freiheit und Freude zu tun, egal »wer« auf diesem Familienstellungsbild auftaucht.

Also selbst wenn ein Onkel dabei ist, der Missbrauch oder Gewalt angewendet hat, unterliegt dieser »nur« wie wir alle einem Täter-Opfer-Spiel, das wir alle über mehrere Jahrhunderte und Jahrtausende gespielt haben. Das ist der Grund, warum Kriege auch heute noch immer nicht beendet sind. Aus diesem karmischen Kreislauf des wechselseitigen Täter-und-Opfer-Seins können wir jetzt aussteigen.

Ist Vergebung im absoluten, erwachten Sinne überhaupt möglich, wenn die alten Weisheitstraditionen uns lehren, dass es weder Schuld noch Unschuld gibt?

Alles geschieht, weil es geschieht. Bedingungslose Liebe bedeutet, dass die Unterscheidung von Gut und Böse lediglich ein menschliches Konzept ist. Geboren aus unserem Ego, welches den Drang – aber auch die Aufgabe hat, alles in Richtig und Falsch einzuteilen. Das Ziel einer wirklich erwachten und erlösten Menschheit ist bedingungslose Liebe, und das schließt wirklich alles und alle mit ein. Bedingungslos heißt eben wirklich bedingungslos. So wie eine Mutter ihr Kind im optimalen Falle ganz einfach bis an das Lebensende liebt, ganz egal, wie es sich verhält.

Es ist zunächst hilfreich zu erkennen, dass niemand auf der absoluten Ebene etwas dafür kann, dass er sich verhält, wie er sich verhält. Wir sind das Produkt der Evolution unserer Gene und eben auch der Konditionierungen und Traumatisierungen, welche wir im

Laufe unseres Lebens, meist besonders stark in unserer Kindheit, erfahren haben.

Neben der Gabe des Wissens bzw. des Lebens einer ganzheitlichen Sichtweise ist der Prozess der wahrhaftigen Vergebung ein wunderbares Mittel, um endgültig von dieser Art emotionalen Ballastes frei zu sein.

Vergebung hat rein gar nichts mit dem Zugeständnis einer »Schuld« zu tun, auch nicht mit Reue oder falscher Demut. Vor allem aber nicht mit Schuldzuweisung, sondern eher mit Empathie, also einer Art Mitgefühl für den anderen. Das fällt naturgemäß schwer, wenn uns jemand »Unrecht« getan hat.

Wenn wir aber in die Rolle Gottes gehen und das Geschehene von »oben« betrachten würden, dann könnten wir gar nicht urteilen, wer recht hat und wer nicht. Aus dem Ur-Teilen ist ja letztendlich die Spaltung aller Dinge geschehen und das Installieren von Meinungen, und diese wollen wir mit der systemischen Arbeit gerade wieder aufheben zum Wohle aller.

Wenn Sie also bei einer Familienstellung durch eine Person, die auf dem Papier als Kreis aufgemalt ist, emotional stark berührt werden, führen Sie folgenden Prozess der Vergebung durch:

Suchen Sie sich einen ruhigen guten Platz aus. Das kann im Wald an einem Baum sein, an einer Quelle, an einem Lagerfeuer oder einfach bei sich zu Hause an einem Tisch, wo Sie sich eine Kerze anzünden. Kommen Sie zur Ruhe. Laden Sie alle guten Helfer oder Engel, die hier sein möchten, ein, bei Ihnen zu sein, um diesen Prozess zu unterstützen. Stellen Sie sich gegenübersitzend die Person vor, die Sie damals verletzt hat oder bei der sich herausgestellt hat, dass die Beziehung aus irgendeinem Grund nicht im Reinen ist. Sagen Sie dieser Person jetzt alles, was Sie ihr damals vielleicht nicht sagen konnten, wozu es jetzt aber Zeit ist. Sie dürfen alles laut sagen, auch schimpfen, Vorwürfe machen usw. Gehen Sie dann auf den Platz der angesprochenen Person, und fühlen Sie, was diese antworten möchte. Antworten Sie laut, was Ihnen einfällt.

Wechseln Sie die Plätze so lange, bis beide Personen alles ausgesprochen haben, und vielleicht außer einem »Es tut mir leid, was auch geschehen ist« nichts weiter zu sagen bleibt. Wenn Sie in diesem Stadium sind, spüren Sie hin, ob für beide Personen jetzt Vergebung möglich ist. Wenn Sie möchten, stehen Sie auf und umarmen die imaginäre Person. Lassen Sie die Gefühle da sein, die da sein möchten, ohne diese zu werten. Üben Sie diesen Vergebungsprozess öfter, wenn Sie das Gefühl haben, dass das gut ist.

Die Heilung des Inneren Kindes

Die symbolische Instanz für das unschuldige Bewusstsein ist unser Inneres Kind. Es kommt mit allen notwendigen Ressourcen, die wie Schätze in einem Füllhorn sind, in diese Welt hinein. Es hat zu Beginn seines Lebens unendliches Vertrauen, eine 100-prozentige Gottesanbindung und absolute bedingungslose Liebe zu seinen Eltern und zu allem, was ist. Diese Ressourcen sind eigentlich immer da, aber wie wir alle wissen, geht uns das Vertrauen in diese Welt meist schnell verloren. Die Erfahrung, dass wir die Liebe anscheinend doch nicht so bedingungslos bekommen, sondern nur dann, wenn wir uns in einer bestimmten Weise verhalten, beginnt schon vor der Kindergartenzeit und lässt uns unsere Schätze immer mehr vergessen.

Es geht um das kleine Kind in Ihnen, dem Sie jetzt die Erinnerung an seine Schätze wieder zurückgeben können. Am besten funktioniert dies auf eine meditative Art und Weise. Aus dem Jetzt heraus können wir damit die Vergangenheit heilen, damit die kindlichen Verletzungen nicht mehr weiterhin unsere Gefühle steuern und dadurch immer wieder unliebsame Situationen erzeugen müssen. In Teil 4 finden Sie wichtige Ressourcen für das Innere Kind (→ Seite 198). Testen Sie anhand der Liste, welche Ressource Ihr Kind jetzt benötigt.

Fühlen oder testen Sie, in welchem Alter das Kind gerade ist, und stellen Sie sich vor, wie diese Qualität jetzt zu Ihrem Kind hinfließt, es umhüllt und durchdringt. Fragen oder fühlen Sie, in welchem Alter das Kind eventuell noch eine weitere Ressource benötigt (die gleiche oder eine andere), und schenken Sie ihm diese Ressource wieder auf die gleiche Weise. Es lohnt sich, das Innere Kind wieder bewusst wahrzunehmen. Sie können ihm auch einen Namen geben und regelmäßig mit ihm kommunizieren.

Nehmen Sie anschließend Ihr Inneres Kind mit Ihrer Vorstellung ganz in sich hinein, und integrieren Sie es vollständig als Teil Ihres Selbst. Nehmen Sie wahr, wo sich Ihr Inneres Kind befindet, und wenn es zum Beispiel etwas am Rand oder gar ganz außerhalb von Ihnen ist, dann ziehen Sie es bewusst ganz in Ihre Mitte hinein, bis es sich wohlig und geborgen anfühlt.

Laden Sie Ihr Inneres Kind ein, von nun an immer mit Ihnen zu sein, und schauen Sie ab und zu mal nach, wie es ihm geht, gerade dann, wenn Sie sich emotional nicht so gut fühlen.

VIEL FREUDE!

Systemische Arbeit macht Spaß, und es bringt eine tiefe Befriedigung zu wissen, dass diese Arbeit mir selbst immer dienlich ist, indem ich allen anderen Beteiligten einen »Liebesdienst« erweise. Insofern ist für mich persönlich diese Arbeit gar keine Arbeit, sondern eine sehr freudvolle Beschäftigung. Sie werden sehen und spüren, wie schnell sich die Bereinigung des kompletten Feldes in konkreten Veränderungen der äußeren Realität zeigt. Wie sich diese Veränderungen konkret zeigen werden, wissen wir vorher nicht, es gibt hier oft überraschende Wendungen. Letztendlich geschehen die Veränderungen aber immer zum besten Wohle von uns allen.

Ich danke allen an diesem Buch Beteiligten. Es ist schön, wenn man auch hier die Verbundenheit spürt und den Willen und die Freude, miteinander ein schönes Werk zu erstellen, das allen Lesern den größtmöglichen Nutzen bringt.

Schön, mit euch allen zu arbeiten.
Schön, mit euch allen zu sein!

TEIL 4

Testsysteme und praktische Arbeitshilfen

HILFREICHE TESTSYSTEME

Für das Herausfinden der notwendigen Bestandteile für die jeweilige Aufstellung ist es äußerst hilfreich, ein Testsystem zu beherrschen, zum Beispiel den Umgang mit einem Tensor (Einhandrute) oder Pendel. Viele Menschen können dies bereits, es ist leicht zu erlernen, und nach einiger Übung werden Sie Ihre bevorzugte Testmethode ohne Schwierigkeiten anwenden können. Im Folgenden sehen Sie verschiedene Möglichkeiten aufgelistet, die Sie einfach ausprobieren können. Jeder findet üblicherweise das, was ihm am meisten liegt.

Testung mit der Einhandrute

Die Einhandrute, auch »Tensor« genannt, besteht aus einem Griff, einer beweglichen Stange aus Metall oder Kunststoff und einer daran befestigten Kugel oder einem Ring. Sie wird in verschiedenen Längen angeboten. Grundsätzlich gilt: Je länger die Rute ist, desto leichter tun sich Anfänger beim Erlernen der Rutentechnik.

Üben Sie am besten im Stehen. Als Rechtshänder nehmen Sie die Rute locker in die rechte Hand und halten sie ungefähr auf Hüfthöhe. Linkshänder nehmen sie in die linke Hand. Um zunächst die »Ja«-Bewegung festzulegen, stellen Sie sich vor Ihrem geistigen Auge ein Gefühl oder eine Situation vor, die Sie als sehr positiv empfinden (zum Beispiel Urlaub, Muße, Ihre Lieblingsmusik ...), oder Sie denken sich einfach ganz locker: »Ja, ja, ja ...« Bleiben Sie ganz entspannt, und beobachten Sie, ob sich Ihre Einhandrute in die waagrechte Richtung bewegen möchte oder in die senkrechte. Diese Bewegung wird ab jetzt Ihr »JA« bedeuten. Ihre NEIN-Bewegung muss dann anschließend die entgegengesetzte Richtung anzeigen;

denken Sie dazu an etwas für Sie Negatives, zum Beispiel Stress in der Arbeit, und beobachten Sie den Ausschlag. Dieses »Ja« und dieses »Nein« bleiben ab jetzt bei Ihnen immer gleich.

Testung mit dem Pendel

Auch mithilfe eines Pendels können Sie sich die Antworten aus dem eigenen Inneren anzeigen lassen. Das Prinzip ist der Einhandrute sehr ähnlich, es müssen aber die Ja-Nein-Bewegungen nicht unbedingt analog denen des Tensors ausfallen. Sie benötigen natürlich ein Pendel, um mit den Übungen beginnen zu können. Gehen Sie hierbei einfach nach Ihrem Geschmack, es gibt keine Vorschrift, wie ein Pendel optimalerweise auszusehen hat. Auch ein Ring oder ein anderes Gewicht, an einem Faden befestigt, tut es zur Not.

Die Pendelhaltung

Während der Umgang mit der Einhandrute am leichtesten im Stehen fällt, so ist das Pendeln für die meisten Menschen am einfachsten im Sitzen.

Setzen Sie sich bequem auf einen Stuhl, am besten an einen Tisch, und nehmen Sie eine lockere, entspannte Körperhaltung ein. Den Rücken halten Sie gerade, während beide Füße den Boden berühren. Nehmen Sie dann den Faden des Pendels zwischen Daumen und Zeigefinger, und stützen Sie Ihren Ellbogen auf dem Tisch auf.

Denken Sie bei sich: »Zeige mir meine Ja-Bewegung«, und warten Sie geduldig ab, was passiert. Haben Sie Vertrauen zu Ihrem Unterbewusstsein, das Ihnen die Antwort liefern wird. Auch kleine Pendelbewegungen gelten, stärker werden sie mit der Zeit und je mehr Übung Sie haben. Merken Sie sich Ihre Ja-Bewegung mit den Worten: »Das ist jetzt meine Ja-Bewegung.« Anschließend sagen Sie zu Ihrem Pendel: »Zeige mir jetzt meine Nein-Bewegung«, und warten Sie wiederum ab, in welche Richtung sich das Pendel in Bewegung setzen will. Wenn die Bewegung deutlich ist, definieren Sie jetzt: »Das ist meine Nein-Bewegung.«

Resonanztest mit Daumen und Zeigefinger

Dieser Resonanztest nennt sich auch »O-Ring-Test«. Bilden Sie mit rechter und linker Hand jeweils ein »O« aus Daumen und Zeigefinger, und verschränken Sie beide »Os« miteinander. Der Druck von Daumen und Zeigefinger sollte ungefähr so stark sein, als würden Sie ein Porzellanblättchen festhalten, ohne es zu zerbrechen. Pressen Sie also nicht zu stark, aber so, dass die Finger gut und stabil aufeinanderliegen. Sagen Sie Ihren Namen: »Ich heiße …« Wenn Sie nun Ihren linken und den rechten Arm auseinanderziehen, sollten die Finger zusammenbleiben, das heißt, Ihr inneres System sagt: »Ja, das stimmt!«; der Muskel reagiert stark. Sagen Sie sich dann: »Ich heiße Rumpelstilzchen«, und ziehen Sie die Finger erneut auseinander. Sie werden merken, wie die Finger jetzt nachgeben und »durchrutschen«. Ihr inneres System meldet: »Das stimmt nicht!«, das heißt, diese Information schwächt Sie. Auch diesen Test können Sie leicht anwenden, um herauszubekommen, welche Faktoren, Symbole, Worte usw. Sie brauchen. Wenn Sie für eine andere Person den O-Ring-Test machen, können Sie auch an deren Hand überprüfen, welcher Heilimpuls stärkt (Daumen und Zeigefinger hält) oder schwächt (Daumen und Zeigefinger gehen auseinander).

Armlängentest

Eine Variante des Muskeltests ist der sogenannte »Armlängentest«. Stellen Sie sich gerade hin, und strecken Sie beide Arme seitlich aus. Die Daumen zeigen dabei zur Innenseite des Körpers. Denken Sie dann »Ja«, und führen Sie die Daumen vor Ihrem Körper zusammen. Die Daumen sollten jetzt auf gleicher Höhe liegen (wenn nicht, macht Ihnen etwas Stress, und Sie sollten zunächst mal zur Ruhe kommen, ein Glas Wasser trinken und es dann noch mal versuchen). Das ist jetzt Ihre »Ja-Aussage« (»Diesen Heilimpuls brauche ich!«). Denken Sie anschließend ein »Nein«, und führen Sie Ihre Daumen wieder zusammen; die Daumen sind jetzt gegeneinander verschoben, das heißt, dieser energetische Impuls ist für Sie jetzt ungeeignet.

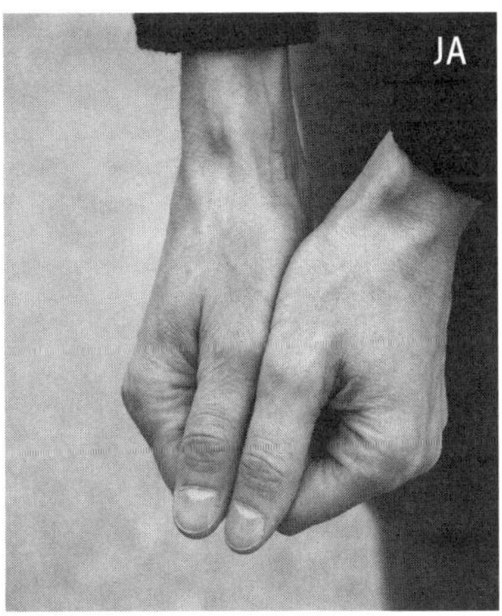

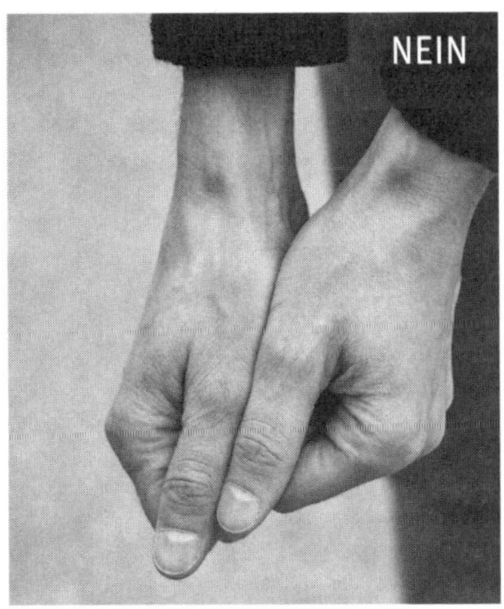

Körperneigetest

Stellen Sie sich aufrecht hin. Ihr Körper wird Sie jetzt nach vorn ziehen, wenn ein »Ja« angezeigt werden soll, und nach hinten, wenn ein »Nein« angezeigt werden soll. Sagen Sie sich Ihren eigenen Namen (»Ich heiße ...«), und fühlen Sie, wie Ihr Körper (leicht) nach vorn kippen möchte (wie ein Zug nach vorn). Sagen Sie »Ich heiße Rumpelstilzchen«, und fühlen Sie, wie Ihr Körper nach hinten gezogen wird. Das bedeutet »Nein«.

Hilfreiche Übungen zur Sicherstellung der Testfähigkeit

- Vor Beginn der Testungen atmen Sie einige Male tief durch. Dann lassen Sie Ihren Atem zur Ruhe kommen. Seien Sie ganz bei sich in Ihrer Mitte.
- Stellen Sie sich vor, wie weißes Licht durch Sie hindurch und um Sie herumfließt. Fühlen Sie sich gereinigt und geklärt.
- Lassen Sie alle Vorurteile und Wertungen los, und seien Sie einfach neugierig, was auch immer geschehen möchte.
- Seien Sie geduldig und milde zu sich selbst, entwickeln Sie Vertrauen: Übung macht den Meister!
- Verbinden Sie Ihre rechte mit Ihrer linken Gehirnhälfte, indem Sie mit dem Daumen vor Ihrem Gesicht eine liegende Acht beschreiben, die Sie mit den Augen verfolgen.
- Stärken Sie Ihre Kraft und Zuversicht, indem Sie mit der Faust leicht auf Ihre Brust auf Höhe der Bronchien klopfen.

TESTLISTEN

Nachfolgend habe ich eine Reihe von Testhilfen zusammengestellt, die eine Grundlage für alle Anwender und Therapeuten darstellen sollen, die im Bereich der Familienaufstellung auf dem Papier arbeiten. Diese Listen und ihre Inhalte haben keinen Anspruch auf Vollständigkeit. Es ist immer wieder auch notwendig, dass Sie diejenigen speziellen Stichworte zusammenstellen bzw. austesten, die Sie zum Beispiel als Faktoren für die spezielle Aufstellung brauchen. Je nachdem, in welchen Bereichen Sie tätig sind, kann es sinnvoll und nützlich sein, sich eigene Listen mit (fach-)spezifischen Begriffen zu erstellen.

WICHTIG

Farben austesten
Für die Balancierung der Faktoren und Verbindungen des gesamten systemischen Felds können Sie neben den auf den nächsten Seiten abgebildeten Listen, Worten und Symbolen zusätzlich auch die zwölf Farben benutzen, die auf der hinteren Umschlagklappe dieses Buches abgebildet sind.

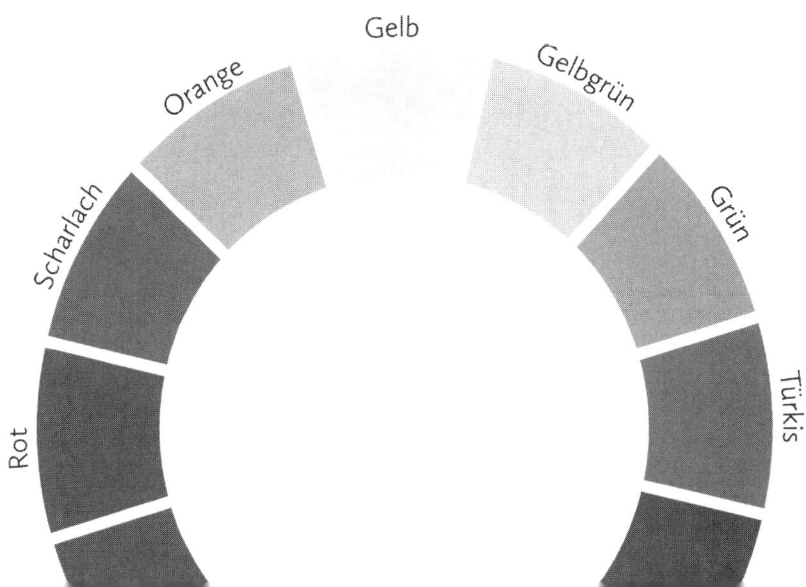

Familie und Verwandtschaft

Blutsverwandter	Halbbruder
Bruder	Halbschwester
Cousin	Kind
Cousine	Kinder
Ehefrau	Mutter
Ehemann	Neffe
Eltern	Nichte
Enkel	Onkel
Geschwister	Schwager
Großeltern	Schwägerin
Großmutter	Schwester
Großneffe	Schwiegereltern
Großnichte	Schwiegermutter
Großonkel	Schwiegersohn
Großtante	Schwiegertochter
Großvater	Schwiegervater

Sohn	Urgroßmutter
Stiefmutter	Urgroßvater
Stiefsohn	Ururenkel
Stieftochter	Ururgroßeltern
Stiefvater	Ururgroßmutter
Tante	Ururgroßvater
Tochter	Vater
Urenkel	Verwandter
Urenkelin	Vetter
Urgroßeltern	Sonstige

Arbeit und Beruf

Abteilung	Entgelt
Abteilungsleiter	Existenzgründung
Angestellter	Firma
Arbeit	Förderung
Arbeiter	Geld
Assistenz	Geschäft
Ausbildung	Geschäftsidee
Beruf	Hierarchie
Betriebsklima	Intelligenz
Bezahlung	Job
Büro	Karriere
Chef	Kollegen
Dialog	Kompetenz
Dienstleistungen	Kreativität
Einstellung	Kündigung
Engagement	Leistung

Lernen	Qualität
Liquidität	Ressourcen
Lohn	Rücklagen
Marketing	Selbstständigkeit
Mitarbeiter	Spitzenleistung
Mitarbeiterbeteiligung	Überarbeitung
Motivation	Unternehmenskultur
Netzwerk	Unternehmensstruktur
Organisation	Verantwortung
Partizipation	Vertrieb
Personal	Waren
Personalleitung	Wirtschaft
Produkte	Wissen
Projekt	Ziele
Projcktarbeit	Zusammenarbeit
Qualifizierung	Sonstige

Liebe und Partnerschaft

Abgang	Frau
Abhängigkeit	Fruchtbarkeit
Abtreibung	Geburt
Annehmen können	Gefühl
Anziehung	Gehen können
Auseinandergehen	Geschlechtlichkeit
Berührung	Geschlechtsverkehr
Beziehung	Gleichberechtigung
Beziehungsfähigkeit	Glücklich sein
Co-Abhängigkeit	Harmonie
Ehefrau	Heirat
Ehemann	Hingabe
Eheversprechen	Hochzeit
Entbindung	Keuschheit
Erotik	Kooperation
Expartner	Körperlichkeit

Kinder	Schwangerschaft
Küssen	Seelenpartner
Leidenschaft	Seitensprung
Liebe	Sexualität
Lieben	Trennung
Lust	Unfruchtbarkeit
Mann	Verbindung
Missbrauch	Vereinigung
Misstrauen	Vergangenheit
Miteinander	Verletzung
Nähe	Verliebt sein
Offenheit	Vertrauen
Partner	Zärtlichkeit
Partnerin	Zeugung
Polarität	Zuneigung
Scheidung	Sonstige

Gesundheit und Wohlbefinden

Aminosäuren	Energiefeld
Arzt	Entspannung
Aura	Ernährung
Ausleitung	Fasten
Ausscheidung	Fitness
Auszeit	Freude
Basen	Fühlen
Beschwerden	Funktionalität
Bewegung	Geist
Bewusstsein	Gesundheit
Chakren	Gewebe
Denken	Heilblockade
Diagnose	Heilimpuls
DNA	Heilmittel
Eiweiße	Heilung
Emotionen	Heilungsbereitschaft

Homöostase	Seele
Impfung	Selbstheilung
Körper	Somatik
Körperfunktion	Sport
Krankheit	Spurenelemente
Kreislauf	Stoffwechsel
Medikament	Stress
Meditation	Symptome
Medizin	Therapeut
Meridiane	Therapie
Mineralstoffe	Untersuchung
Organe	Urlaub
Psychosomatik	Vitalität
Ruhe	Vitamine
Schlaf	Zellen
Schmerzen	Sonstige

Körper- und Organsysteme

Achillessehne	Bewegungsapparat
Anus	Bindegewebe
Aorta	Bindehaut
Aortenklappe	Blinddarm
Arm	Blut
Arterien	Blut-Hirn-Schranke
Atemwege	Blutgefäße
Auge	Blutkreislauf
Augenlid	Bronchien
Augenmuskeln	Brust
Bandscheibe	Brustbein
Bauch	Brustfell
Bauchmuskeln	Bänder
Bauchspeicheldrüse	Chromosomen
Becken	DNA
Bein	Darm

Darmflora	Fettgewebe
Darmschleimhaut	Finger
Dickdarm	Fingernägel
Drüsen	Frontallappen
Durchblutung	Fußgelenk
Dünndarm	Füße
Eierstöcke	Gallenblase
Eileiter	Gallengang
Eizelle	Gaumen
Ellenbogen	Gaumenmandel
Enddarm	Gebärmutter
Endokard	Gebärmutterhals
Epidermis	Gebärmutterschleimhaut
Faszie	Gehirn
Ferse	Gehörgang
Fersenbein	Gelber Fleck

Gelenke	Harnröhre
Gelenkkapsel	Harnwege
Gelenkknorpel	Haut
Geschlechtsorgane	Herz
Gesicht	Herzbeutel
Gesichtsmuskeln	Herzklappe
Gesäß	Herzkranzgefäße
Gleichgewichtsorgan	Herzmuskulatur
Großhirn	Hippocampus
Großhirnrinde	Hirnhaut
Haare	Hirnnerven
Hals	Hoden
Halswirbel	Hormonsystem
Handgelenk	Hypophyse
Handwurzelknochen	Hypothalamus
Harnblase	Hände
Harnleiter	Hüfte

Hüftgelenk	Knorpel
Immunsystem	Kopf
Innenohr	Kreuzband
Jochbein	Kreuzbein
Kammerwasser	Krummdarm
Kapillare	Körperflüssigkeiten
Kehlkopf	Langerhans-Inseln
Keimzellen	Leber
Kiefer	Lederhaut
Kleinhirn	Leerdarm
Klitoris	Lendenwirbel
Knie	Lendenwirbelsäule
Kniegelenk	Limbisches System
Kniescheibe	Linse (Auge)
Knochen	Lippen
Knochenhaut	Liquor cerebrospinalis
Knochenmark	Luftröhre

Lunge	Mund
Lungenbläschen	Mundhöhle
Lymphatisches System	Muskelfasern
Lymphe	Muskeln
Lymphgefäße	Muttermund
Lymphknoten	Nacken
Magen	Nase
Magenschleimhaut	Nasenbein
Magensäure	Nasennebenhöhlen
Mandeln (Tonsillen)	Nasenscheidewand
Mastdarm	Nebenhoden
Meniskus	Nebenniere
Milz	Nebennierenrinde
Mitochondrien	Nebenschilddrüse
Mitralklappe	Nerven
Mittelhirn	Nervenfasern
Mittelohr	Nervensystem

Nervenzelle	Pupille
Netzhaut	Rachen
Niere	Rachenmandel
Nierenbecken	Riechschleimhaut
Oberarm	Rippen
Oberschenkel	Rücken
Ohr	Rückenmark
Ohrläppchen	Rückenmuskeln
Ohrmuschel	Samenleiter
Ohrspeicheldrüse	Schambein
Parasympathikus	Schamhaar
Penis	Schamlippen
Peripheres Nervensystem	Schienbein
Peritoneum	Schilddrüse
Pfortader	Schleimbeutel
Plazenta	Schleimhaut
Prostata	Schließmuskel

Schläfen	Speiseröhre
Schlüsselbein	Spinalnerven
Schulter	Sprungbein
Schulterblatt	Sprunggelenk
Schultergelenk	Stammzellen
Schultergürtel	Steißbein
Schweißdrüsen	Stimmbänder
Schädel	Stirn
Sehnen	Stirnbein
Sehnenscheiden	Stirnhöhle
Sehnerv	Stoffwechsel
Sinnesorgane	Sympathikus
Sinusknoten	Synapsen
Skelett	Thalamus
Speiche	Thorax
Speichel	Thymus
Speicheldrüse	Trommelfell

Tränendrüsen	Zehen
Unterarm	Zelle
Unterhaut	Zellkern
Unterschenkel	Zentrales Nervensystem
Vagina	Zirbeldrüse
Vegetatives Nervensystem	Zunge
Venen	Zwerchfell
Verdauungssystem	Zwischenhirn
Wirbel	Zwölffingerdarm
Wirbelsäule	Zähne
Zahnfleisch	Sonstige

Balancierungs-Wörter für die Harmonisierung der Verbindungen

Abgrenzung	Einsicht
Akzeptanz	Eleganz
Ankommen	Empathie
Annehmen	Entschiedenheit
Antrieb	Entsprechung
Aufblühen	Erfüllen
Balancierung	Finden
Beenden	Fließen
Bereinigen	Freizügigkeit
Bewusstheit	Freude
Beziehungsfähigkeit	Fühlen
Bindung	Harmonie
Dankbarkeit	Heilung
Diplomatie	Im Fluss sein
Durchsetzung	Integration

Klarheit	Sensibilität
Kommunikation	Sinn
Kompetenz	Sozialkompetenz
Kreativität	Systemisches Denken
Liebe	Täter-Opfer-Ausgleich
Lösen	Toleranz
Mitgefühl	Ursprünglichkeit
Mut	Vergebung
Ordnen	Verstehen
Potenzial	Vertrauen
Reflexion	Wahrheit
Reinheit	Weisheit
Resonanz	Wissen
Ruhe	Würdigen
Selbstempfindung	Sonstige

Balancierungs-Symbole für die Harmonisierung der Verbindungen

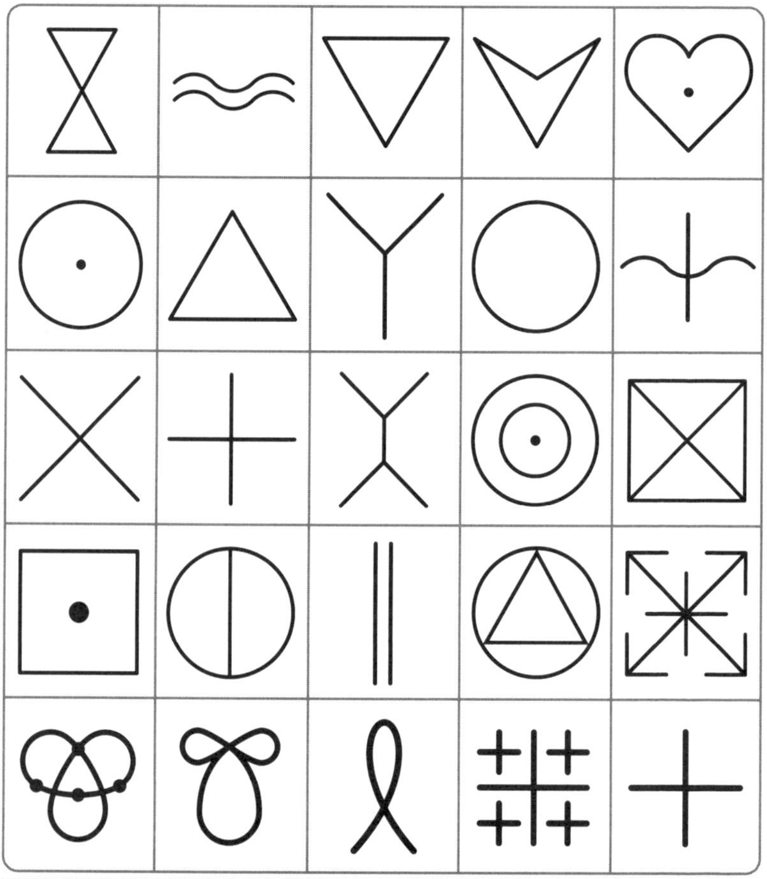

Erkennen im Spiegel	Fließen	Hingabe	Zielgerichtet	Herzens-verständnis
Respekt	Mut	Bewegung	Vollständigkeit	Stabilität
Verlangsamen	Schutz	Volle Kraft	Ausstrahlen	Verbundenheit
Bei sich selbst ankommen	Vereinigung	Gleich-berechtigung	Integration	Kommunikation
Blockade lösen	Eintauchen	Brücke	Schutz	Abgrenzung

Ressourcen für die Faktoren

Annehmen	Freiheit
Aufnehmen	Freude
Balance	Frieden
Behalten	Fühlen
Bereitschaft	Führerschaft
Bewusstsein	Gabe
Durchsetzung	Ganzheit
Ehrlichkeit	Genialität
Eindeutigkeit	Glück
Eingebung	Gnade
Einheit	Güte
Engagement	Heilung
Entscheidung	Hilfe
Erfüllung	Hingabe
Erkenntnis	Impulse
Finden	Intelligenz

Klarheit	Respekt
Konstruktivität	Ruhe
Kraft	Schaffenskraft
Kreativität	Sensibilität
Lebendigkeit	Sinn
Licht	Tatkraft
Liebe	Überblick
Lösung	Ursprünglichkeit
Lust	Verständnis
Milde	Vertrauen
Mitgefühl	Wahrhaftigkeit
Nachhaltigkeit	Wille
Neugier	Wohlwollen
Offenheit	Ziel
Potenzial	Zufriedenheit
Rat	Zuversicht
Reinheit	Sonstige

Zeitlinien-Blockaden

Ablehnung	Freudlos
Abneigung	Gedankenlosigkeit
Abscheu	Gefühllosigkeit
Angst	Genervt
Angst vor Liebe	Groll
Ärger	Hass
Argwohn	Leid
Bedauern	Liebesentzug
Besitzergreifend	Machtlosigkeit
Brutalität	Mangel an Selbstausdruck
Entbehrung	Mangel an Selbstliebe
Entehrung	Mangelndes Geborgenheitsgefühl
Entmutigt	Mangelndes Vertrauen
Enttäuschung	Manipulation
Falscher Stolz	Nachtragend
Festhalten	Nicht geschätzt fühlen

Ohnmachtsgefühle	Überwältigung
Opferrolle	Undankbar
Panik	Unfrei
Problematische Partnerschaften	Unkontrolliertheit
Ratlos	Unsicher
Reue	Unverbunden
Scham	Verbittert
Scheitern	Verletztheit
Schock	Vermeiden von Problemen
Schüchternheit	Verstoßen
Schuldgefühle	Verurteilt andere
Selbstmitleid	Verwirrt
Selbstzweifel	Verzweifelt
Stur	Vorwurfsvoll
Täterrolle	Wut
Trauer	Sonstige

Symbole für die Bereinigung der Zeitlinien-Blockaden

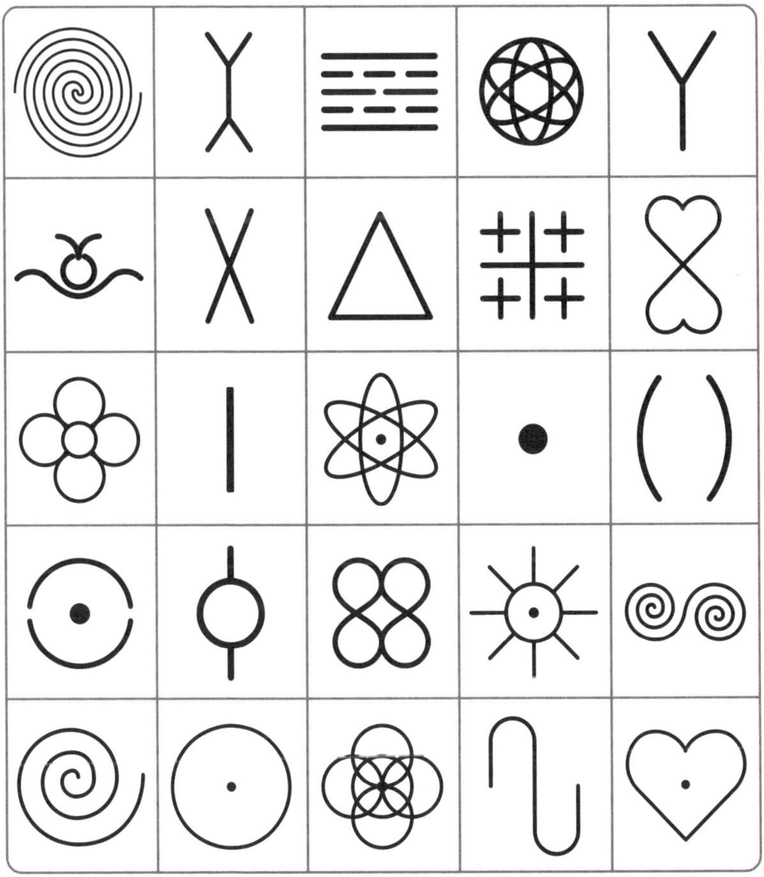

Energiefluss	Kraft	Entstörung	Integration	Aufrichtigkeit
Lösung	Entscheidung	Mut	Schutz	Vereinigung
Aufblühen	Vergebung	Energiefluss	Ende	Bewusstsein
Gnade	Egofrei	Herzverbindung	Durchlichtung	Ausgleich
Rhythmus	Verstehen	Schönheit	Umkehr	Milde

Ressourcen für das Innere Kind

Achtsamkeit	Genährt sein
Anbindung	Gesehen werden
Anerkennung	Gottvertrauen
Annehmen	Licht
Aufmerksamkeit	Liebe
Begleitung	Mitgefühl
Behütet sein	Mitglied sein
Berührung	Mut
Bewusstsein	Respekt
Dankbarkeit	Spiel
Erfüllung	Unterstützt sein
Erwünscht sein	Verständnis
Etwas Besonderes sein	Versorgt sein
Freude	Wissen
Fürsorge	Wertschätzung
Gefördert sein	Zuversicht
Gehört werden	Sonstige

ANHANG

Adressen und Links

www.roswithastark.de
Praxis, Coachings und Seminare der Autorin
zum Thema Familienaufstellungen, Symbolarbeit,
Neue Homöopathie und Bewusstsein

www.ypsilon-shop.de
Einhandruten und nützliche Arbeitsmaterialien
für Anwender, Berater und Therapeuten

www.mankau-verlag.de/forum
Die sozialen Netzwerke des Mankau Verlags mit Tipps,
Informationen und Neuigkeiten rund um die Buchthemen

www.heilen-mit-symbolen.info
Infos, Videos und Blog mit zahlreichen Tipps
zum Thema Symbolarbeit

Symbole-Kartensets

Baumann, Christina; Stark, Roswitha
Homöopathische Symbolapotheke. Das Kartenset
101 kraftvolle Schwingungsmittel für Energie- und Informationsarbeit, Meditation und Heilpraxis
Mankau Verlag, 3. Auflage 2022

Baumann, Christina; Stark, Roswitha
Homöopathische Symbolapotheke:
70 wichtige »Kleine Mittel«. Das Kartenset
EXTRA: 8 Spezialmittel gegen Störfrequenzen
(W-LAN, Mobilfunk etc.)
Mankau Verlag 2020

Baumann, Christina; Stark, Roswitha
Homöopathische Symbolapotheke für Kinder.
Das Kartenset
Mit 16 Kombimitteln für typische Kinderbeschwerden und
5 Potenzakkorden bei Ängsten, Impffolgen, Entfremdung u. a.
Mankau Verlag 2022

Neumayer, Petra; Stark, Roswitha
Medizin zum Aufmalen: 64 Symbolkarten
- Strichcodes der Neuen Homöopathie
- Heilige Geometrie
- Symbole aus aller Welt

Mankau Verlag, 6. Auflage 2020

Stark, Roswitha
Heilen mit Seelencodes. Das Kartenset
Persönliche Heilbilder aus Symbolen, Zahlen,
Wörtern und Farben erstellen
Set mit 64 Karten, 62-seitigem Begleitheft und Testkarte
Mankau Verlag, 2. Auflage 2021

Literaturnachweis und Lesetipps

Baumann, Christina; Stark, Roswitha
Homöopathische Symbolapotheke
101 Schwingungsmittel für den Soforteinsatz
Mankau Verlag, 4. Auflage 2021

Braden, Gregg
**Im Einklang mit der göttlichen Matrix –
Wie wir mit allem verbunden sind**
Koha Verlag 2007

Goethe, Johann Wolfgang von
Maximen und Reflexionen
Hamburger Ausgabe Bd. 12, S. 470–471
C. H. Beck 2008

Hellinger, Bert
Ordnungen der Liebe
Carl-Auer Verlag 2013

Lipton, Bruce
**Intelligente Zellen –
Wie Erfahrungen unsere Gene steuern**
Koha Verlag 2016

Neumayer, Petra; Stark, Roswitha
Heilen mit Symbolen
Die 64 wichtigsten Heilzeichen
Mankau Verlag, 7. Auflage 2022

Popp, Fritz-Albert
Biophotonen
Haug Verlag 2006

Satir, Virginia
Familienbehandlung: Kommunikation und Beziehung in Theorie, Erleben und Therapie
Lambertus-Verlag 1977

Sheldrake, Rupert
Das Gedächtnis der Natur
Scherz Verlag 2011

Sheldrake, Rupert
Das schöpferische Universum
Ullstein Taschenbuch 2009

DANKSAGUNG

Ich danke von Herzen allen Menschen, die mich bis zum heutigen Tage in meinem Leben begleitet haben.

Allen, von denen ich meinte, sie hätten mich verletzt.
Ihr habt mich zur Selbstliebe geführt.
Allen, von denen ich glaubte, sie hätten mich geliebt.
Ihr habt mich zur Schönheit geführt.
Allen, von denen ich glaubte, sie hätten mich ignoriert.
Ihr habt mich zur Achtsamkeit geführt.
Allen, von denen ich glaubte, sie hätten mich verlassen.
Ihr habt mich zur Allverbundenheit geführt.

REGISTER

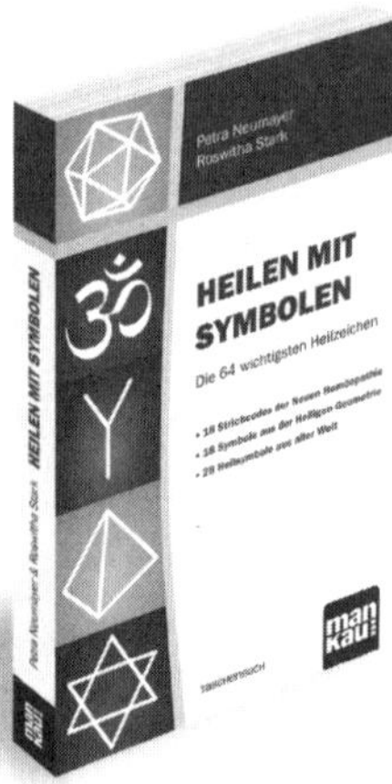
Petra Neumayer
Roswitha Stark
HEILEN MIT SYMBOLEN
Die 64 wichtigsten Heilzeichen
HEILEN MIT SYMBOLEN

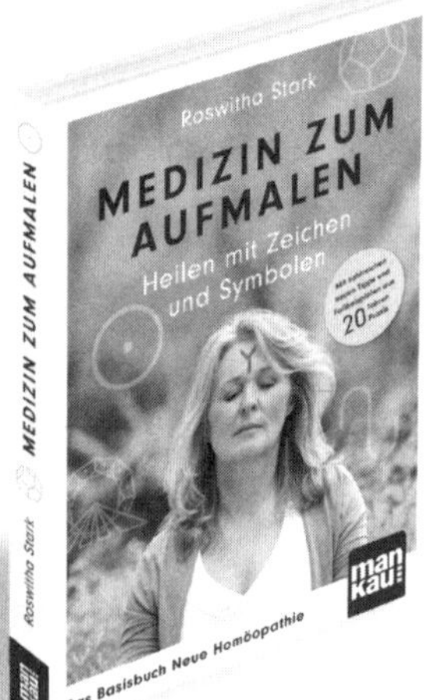
Roswitha Stark
MEDIZIN ZUM AUFMALEN
Heilen mit Zeichen und Symbolen
Das Basisbuch Neue Homöopathie
MEDIZIN ZUM AUFMALEN

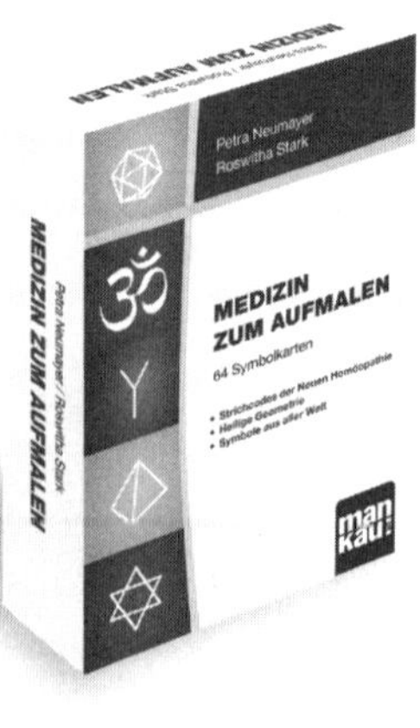
Petra Neumayer
Roswitha Stark
MEDIZIN ZUM AUFMALEN
64 Symbolkarten
MEDIZIN ZUM AUFMALEN